マイスターが教える

1・2級
合格への最強メソッド

心電図

完全攻略
マニュアル

萬納寺洋士　矢加部大輔

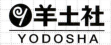

謹告

　本書に記載されている診断法・治療法に関しては，発行時点における最新の情報に基づき，正確を期するよう，著者ならびに出版社はそれぞれ最善の努力を払っております．しかし，医学，医療の進歩により，記載された内容が正確かつ完全ではなくなる場合もございます．

　したがって，実際の診断法・治療法で，熟知していない，あるいは汎用されていない新薬をはじめとする医薬品の使用，検査の実施および判読にあたっては，まず医薬品添付文書や機器および試薬の説明書で確認され，また診療技術に関しては十分考慮されたうえで，常に細心の注意を払われるようお願いいたします．

　本書記載の診断法・治療法・医薬品・検査法・疾患への適応などが，その後の医学研究ならびに医療の進歩により本書発行後に変更された場合，その診断法・治療法・医薬品・検査法・疾患への適応などによる不測の事故に対して，著者ならびに出版社はその責を負いかねますのでご了承ください．

❖ **本書関連情報のメール通知サービスをご利用ください**

メール通知サービスにご登録いただいた方には，本書に関する下記情報をメールにてお知らせいたしますので，ご登録ください．

- 本書発行後の更新情報や修正情報（正誤表情報）
- 本書の改訂情報
- 本書に関連した書籍やコンテンツ，セミナーなどに関する情報

※ご登録の際は，羊土社会員のログイン/新規登録が必要です

ご登録はこちらから

推薦のことば

　目指せ心電図検定合格！本書は心電図をもっと読めるようになる１冊です．心電図は100年以上前に発明され，現代医学へ大きく貢献してきました．心電図の原理はごくシンプルですが，電極を貼り付けるだけで心拍というきわめて重要な生体情報をオンタイムで観察できることから，その重要性は今も全く色褪せることがありません．心疾患の診断はもとより，手術室や救急車内を含む救急の現場など，医療のあらゆる場面で必要不可欠です．したがって，心電図の判読能力を身につけることは医療者として重要なスキルであり，大きなやりがいがあります．なにより心電図を読めるとかっこいいですよね！

　医師だけでなく，看護師，臨床検査技師，臨床工学技士，あるいは学生，医療関係企業の方々にも門戸を広げ，心電図を学び，読めるようになるための到達目標として，そしてその喜びを分かち合う場として，心電図検定があります．2015年に発足し約10年の歴史がありますが，毎年受検者は増え続け，2023年は15,000人以上もの方々が受検されました．心電図を学ぶ意欲の高い方がこんなにも多くいらっしゃるということは感慨深いことです．

　本書「心電図完全攻略マニュアル　マイスターが教える１・２級合格への最強メソッド」の著者，萬納寺洋士 先生，矢加部大輔 先生は九州大学で私と心電図をともに学んだ仲間であり，心電図の魅力を知り尽くしています．本書では萬納寺先生，矢加部先生が心電図検定の問題を独自に分析し，３つのパターンに分け，試験でどのように問題を解いていくかをわかりやすく１冊にまとめました．試験合格のポイントをつかむとともに，臨床の現場でもすぐに役立つ実践的な書籍になっています．本書を検定対策に活用いただいて見事合格を勝ちとるとともに，多くの方々が心電図をより好きになり，またその魅力を伝えていく伝道師（刺激伝導系だけに）であってほしいと思います．本書を手にとってくださった方々が，ますます医療や教育の現場で活躍してくれることを祈っています．

2024年8月

福岡赤十字病院 循環器内科部長

向井　靖

はじめに

ごあいさつ

　皆さん，こんにちは．数ある心電図の書籍のなかから，本書を手にとっていただきありがとうございます．本書は，日本不整脈心電学会が毎年行っている心電図検定1・2級の試験対策に主眼をおいた書籍です．

　また，心電図を効率よく学び，その知識を臨床現場で応用できるよう執筆しました．前半部分は問題を解きながら心電図の各論について学び，後半部分は検定試験を想定した模試を2回分準備しています．ぜひ腕試しとして解いてみてください．

心電図検定の傾向と対策

　心電図検定は，前述の通り，日本不整脈心電学会により，毎年12月頃に行われている試験です．心電図に興味のある方であれば誰でも受検でき，医師，メディカルスタッフだけではなく学生も多く受検されています（2023年は小学生も受検されています）．全国7会場（2024年）で行われ，4級は80分，3～1級は90分程度（2024年は100分）で，約50問が出題されマークシート方式で回答します．過去の試験問題を見てみると，1問あたり5つの選択肢があり，「当てはまるもの」を1つか2つ，あるいは，「当てはまらないもの」を1つ選ぶようになっています．あらゆるジャンルで満遍なく出題され，過去3年間の1級の試験では以下のような傾向があります．

分類	第7回（2022/1）	第8回（2023/1）	第9回（2023/12）
不整脈関連	**20**	**21**	**20**
頻拍の鑑別（VT vs SVT，narrow/wide QRS頻拍など）	8	12	5
徐脈の鑑別（SSS，AVB，補充調律など）	2	2	8
その他の不整脈（PAC，PVC，接合部調律など）	10	7	7
起源の推定	**3**	**6**	**5**
Kent束	1	1	0
PAC/AT/ 異所性心房調律	0	0	2
PVC/VT	1	4	3
ペーシング部位	1	1	0
定義・所見の確認（3枝ブロック，左室肥大，異常Q波など）	**5**	**8**	**8**
疾患の鑑別（ブルガダ，たこつぼ，心膜炎，肺塞栓など）	**8**	**4**	**7**
虚血性心疾患（梗塞部位の鑑別など）	**7**	**3**	**3**
ペースメーカ/ペーシング関連	**2**	**4**	**3**
電解質異常	**2**	**3**	**3**
先天性心疾患	**1**	**0**	**0**
小児の心電図（正常含む）	**1**	**0**	**1**
その他（つけ間違いなど）	**1**	**1**	**0**

西村哲朗先生（京都府立医科大学循環器内科）よりご提供

試験問題で心電図を判読する際に注意してほしいことが2つあります．

まず，「心電図ですべての疾患が診断できるわけではない」ということです．一般的に，**リズム異常（不整脈）は心電図で確定診断できることが多い一方で，器質的疾患は付加情報（病歴や他の検査所見）による総合的な判断が重要です．**

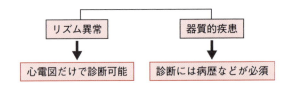

例をあげて説明しましょう．例えば，「P波の消失」と「RR間隔の絶対不整」があれば病歴や他の検査所見に関係なく，心電図所見だけで心房細動と診断可能です．しかし，心電図でST変化があった場合はどうでしょうか？「20代女性，先行感染あり」であれば心膜炎，「糖尿病，高血圧，喫煙歴のある70代男性」であればST上昇型心筋梗塞，「夫の葬式に参加していた80代女性」ならたこつぼ心筋症が思い浮かびます．したがって検定試験では，器質的疾患の場合は付加情報が提示されることが多く，直接診断を答えさせる問題が出題されることがあります．その場合は，非典型的な病歴は出題されにくいことが予想されます．

次に試験では瞬時に答えを出すべき問題と時間を要する問題があるということです．これまでの出題傾向より筆者らは問題を下記の3パターンに分けて考えています．

> **Snap** 📷 基礎的な知識があれば，パターン認識で即答できる問題
> **精読** 🔍 細かい診断基準の数字の理解，キャリパーが必要な問題
> **応用** 💡 解剖や心電図など総合的な理解ではじめて対応可能な問題

例えば先ほどの「ST変化＋付加情報」の問題の場合は，「即診断パターン（snap diagnosis）」です．リズム異常の場合は，心電図所見だけで診断がつくことがほとんどです．したがって，「即診断パターン」，あるいは「応用パターン」に分類されます．「応用パターン」は，例えば「SVT vs. VT」「AVNRT vs. AVRT vs. AT」「WPW症候群の副伝導路局在診断」「STEMIの責任冠動脈」「VT/PVCの起源診断」など，心電図での鑑別のポイントをおさえることが重要となる問題で，ここを理解することが合否の分かれ道になります．器質的疾患の場合，「即診断パターン」は出題されますが，応用パターンはあまりありません．器質的疾患・リズム異常いずれの問題でも問われる可能性があるのは「精読パターン」です．P波の形態やQRS軸偏位，脚ブロックなど，細かい所見を問われることがあり，診断の定義まで細かく覚えておかないと正解にはたどりつきません．**検定試験は時間との戦いでもあり，即診断パターンをいかにすばやく解いて，精読・応用パターンに時間を回すか，見直しの時間をつくるかが重要となります．**

また，本書は暗記すべき項目を極力減らし，心室期外収縮やWPW症候群などのアルゴリズムは簡略化することで試験での高得点を狙う「攻略マニュアル」になっています．後半の模擬テストとあわせて理解を深めていきましょう．

本書の使い方

本書の第1章では，系統立てて勉強できるようジャンルごとに問題をまとめ，掲載しています．一方で，問題のパターンごとに読む方法も有効です．はじめて受検する方や，これから試験対策をはじめるという方は正解率の高い問題をおさえるため，まずは"即診断"パターンから本書を読んでみるのがよいかもしれません．精読パターンには細かい数字の暗記（例えばP波幅など）が必要になりますので，試験前に集中的に取り組むとよいでしょう．すでに心電図の知識があり自信がある方は，前半部分は流し読みして，いきなり第2章の模擬テストを解いてもよいと思います．それぞれのレベルにあわせて，本書を活用してください．

さいごに

Willem Einthovenによって心電図が開発されて100年以上が経過し，スマートウォッチへの搭載，AIによる心電図判読など，臨床心電図学は新たな局面を迎えています．将来的にAIが心電図を判読するようになり，人による判読の機会は徐々に失われてしまうかもしれません．しかし，心電図1枚から病態を想像し，診断や治療に活かすのは臨床でも重要な能力であると同時に，1つのロマンではないかと筆者らは思っています．本書を通じて，試験対策だけにとどまらず，心電図学・循環器病学に興味が出てくる方が1人でもいれば，これ以上の幸せはありません．

2024年8月

萬納寺 洋士 （済生会福岡総合病院 循環器内科）
矢加部 大輔 （国立病院機構九州医療センター 循環器内科）

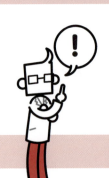
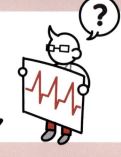

心電図 完全攻略マニュアル

マイスターが教える **1・2級** 合格への最強メソッド

contents

推薦のことば ────────────────────────── 向井 靖
はじめに ──────────────────────── 萬納寺洋士，矢加部大輔

パターン別INDEX ────────────────────────────── 10
本書の構成 ─────────────────────────────── 11
略語一覧 ───────────────────────────────── 12

第1章 解きながら身につける心電図判読力

A 波形診断の基本 14
問題1　14／問題2　21／問題3　25／問題4　29／問題5　33／問題6　37

B 虚血性心疾患 41
問題7　41／問題8　45／問題9　51／問題10　55

C 器質的疾患 57
問題11　57／問題12　60／問題13　63／問題14　67／問題15　73／問題16　77

D 不整脈 81
問題17　81／問題18　85／問題19　89／問題20　95／問題21　99／問題22　103／
問題23　107／問題24　111／問題25　117／問題26　121／問題27　125／問題28　127／
問題29　135／問題30　139／問題31　141／問題32　143

E ペースメーカ波形 146
問題33　146／問題34　151

F 電解質異常 157
問題35　157

G その他 161
問題36　161／問題37　163／問題38　169／問題39　171／問題40　173／問題41　177

心電図判読に必要な臨床的知識のまとめ 180

contents

第2章 模擬テスト

第1回 ··· 186
第2回 ··· 212

索引 ——————————————————————————— 240

別冊 模擬テスト解答・解説

第1回 ··· 1
第2回 ··· 6

問題対応一覧 ··· 12

1　心電図検定　40／**2**　心室リードはどこ？　54／**3**　無症候性の心室細動　66／
4　若者を救った心室ペーシング　72／**5**　SNSを使った学習　80／**6**　ベラセン！　98／
7　心電図モニターの落とし穴　124／**8**　atypicalな不整脈はatypicalな経過に注意　138

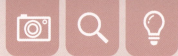

パターン別 INDEX

Snap	基礎的な知識があれば，パターン認識で即答できる問題	
精読	細かい診断基準の数字の理解，キャリパーが必要な問題	
応用	解剖や心電図など総合的な理解ではじめて対応可能な問題	

Snap

問題 5.	QRS波（左脚ブロック）	33
問題 6.	T波	37
問題 10.	虚血性心疾患（重症）	55
問題 11.	心膜炎・心筋炎	57
問題 12.	心嚢液	60
問題 13.	肥大型心筋症	63
問題 14.	二次性心筋症（心アミロイドーシス）／心サルコイドーシス，心Fabry病	67
問題 15.	たこつぼ心筋症	73
問題 16.	肺塞栓症	77
問題 20.	左室起源特発性心室頻拍（ILVT）	95
問題 26.	通常型心房粗動	121
問題 27.	非通常型心房粗動	125
問題 29.	QT延長症候群/QT短縮症候群	135
問題 30.	不整脈原性右室心筋症	139
問題 31.	早期再分極症候群	141
問題 32.	Brugada症候群	143
問題 35.	電解質異常	157
問題 38.	気胸	169
問題 39.	右胸心（内臓逆位）	171

精読

問題 1.	心電図の基本	14
問題 2.	P波	21
問題 3.	QRS波（左室肥大・右室肥大）	25
問題 4.	QRS波（右脚ブロック・2枝ブロック・3枝ブロック）	29
問題 7.	虚血性心疾患（下壁）	41
問題 8.	虚血性心疾患（前壁）	45
問題 9.	虚血性心疾患（後壁）	51
問題 17.	心房期外収縮	81
問題 21.	洞不全症候群	99
問題 22.	房室ブロック	103
問題 25.	心房細動	117
問題 33.	ペーシング波形	146
問題 34.	ペースメーカ設定	151
問題 36.	小児心電図	161
問題 40.	電極つけ間違い	173
問題 41.	ノイズ	177

応用

問題 18.	流出路起源心室期外収縮	85
問題 19.	心室期外収縮（流出路起源以外）・心室頻拍	89
問題 23.	WPW症候群	107
問題 24.	narrow QRS頻拍	111
問題 28.	wide QRS頻拍	127
問題 37.	先天性心疾患	163

本書の構成

第1章 1・2級合格に必須の41項目を厳選！

問題を解きながら，必要な知識・正解の導き方を効率よく身につける！

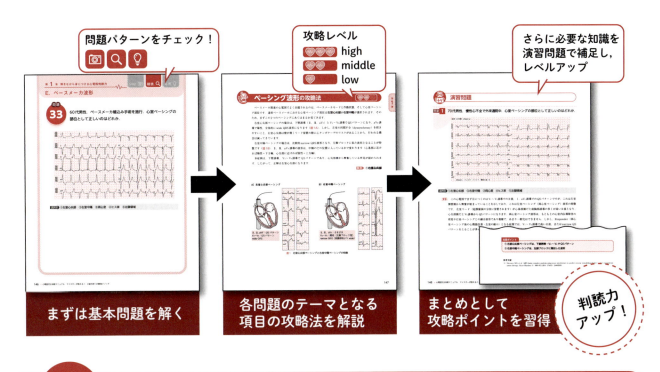

第2章 模擬テスト 50問×2回分に挑戦！

腕試しをしたい方 —— 本番の試験時間 **90分**程度でチャレンジ！

第1章の復習をしたい方 —— **苦手分野を重点的に解き，実力強化！** 第1章と模擬テスト問題の対応表を別冊 p.12 に掲載

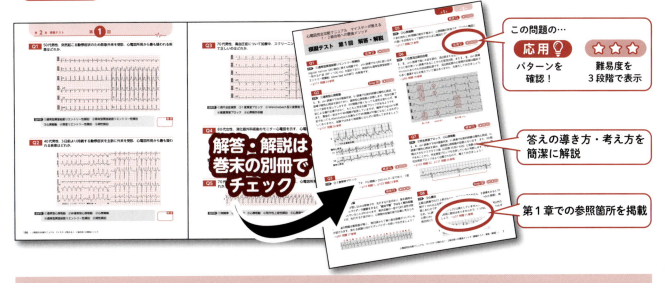

略語一覧

略語	フルスペル	和訳
ACS	acute coronary syndrome	急性冠症候群
AF	atrial fibrillation	心房細動
ARVC	arrhythmogenic right ventricular cardiomyopathy	不整脈原性右室心筋症
ASD	atrial septal defect	心房中隔欠損症
AT	atrial tachycardia	心房頻拍
AVB	atrioventricular block	房室ブロック
AVNRT	atrioventricular nodal reentrant tachycardia	房室結節リエントリー性頻拍
AVRT	atrioventricular reciprocating tachycardia	房室リエントリー性頻拍
AVSD	atrioventricular septal defect	房室中隔欠損症
CTGA	corrected transposition of great arteries	修正大血管転位症
EA	Ebstein anomaly	Ebstein 奇形
ERS	early repolarization syndrome	早期再分極症候群
ILVT	idiopathic left ventricular tachycardia	左室起源特発性心室頻拍
LAD	left anterior descending artery	左前下行枝
LBB	left bundle branch	左脚
LCX	left circumflex artery	左回旋枝
LMT	left main trunk	左冠動脈主幹部
LQTS	long QT syndrome	QT 延長症候群
LVOT	left ventricular outflow tract	左室流出路
PAC	premature atrial contraction	心房期外収縮
PCI	percutaneous coronary intervention	経皮的冠動脈形成術
PDA	patent ductus arteriosus	動脈管開存症
PVC	premature ventricular contraction	心室期外収縮
RBB	right bundle branch	右脚
RBBB	right bundle branch block	右脚ブロック
RCA	right coronary artery	右冠動脈
RVOT	right ventricular outflow tract	右室流出路
SSS	sick sinus syndrome	洞不全症候群
STEMI	ST-segment elevation myocardial infarction	ST上昇型心筋梗塞
SVT	supraventricular tachycardia	上室頻拍
VSD	ventricular septal defect	心室中隔欠損症
VT	ventricular tachycardia	心室頻拍

第1章

解きながら身につける心電図判読力

A 波形診断の基本 （問題1〜6） ……………………… 14

B 虚血性心疾患 （問題7〜10） ……………………… 41

C 器質的疾患 （問題11〜16） ……………………… 57

D 不整脈 （問題17〜32） ……………………… 81

E ペースメーカ波形 （問題33〜34） ……………………… 146

F 電解質異常 （問題35） ……………………… 157

G その他 （問題36〜41） ……………………… 161

心電図判読に必要な臨床的知識のまとめ ……… 180

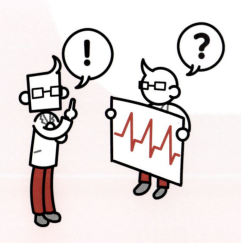

第 1 章 解きながら身につける心電図判読力

A. 波形診断の基本

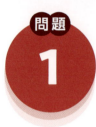

以下の心電図は，それぞれの誘導の一部を入れ替えたものである．入れ替えた誘導はどれか．2つ選べ．

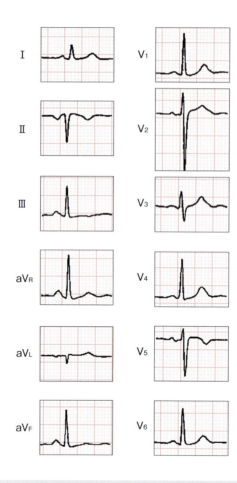

選択肢 ①ⅠとaV_L ②ⅡとaV_R ③ⅢとaV_F ④V_1とV_5 ⑤V_2とV_3

心電図の基本の攻略法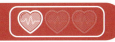

　心電図判読の基本は，まずそれぞれの波形（P波，QRS波，T波）をしっかり見つけるところからはじまります．次に，心拍数を確認します．心電図は通常の紙送り速度（25 mm/秒）であれば，小さな1マス（1 mm）＝ 40 ms（0.04秒）になります．したがって，"心拍数（回/分）＝ 1,500 ÷（小さなマスの個数）"で計算することも可能ですが，RR間隔を大きな1マス（5 mm）ずつ数え（図1），次のR波がくるタイミングまで300，150，100，75，60，50，43，…とカウントして心拍数とする方が早いです（この数字は九九のように暗記しておきましょう）．図1の心電図は心拍数が75回/分であることがわかります．また，縦軸は，通常倍率は10 mm ＝ 1 mVで表示されており，特にP波など波形が小さく見づらい場合は拡大表示して判読することがあります．本書では特に注意書きがない場合，この標準的な倍率・紙送り速度で心電図を提示しています．

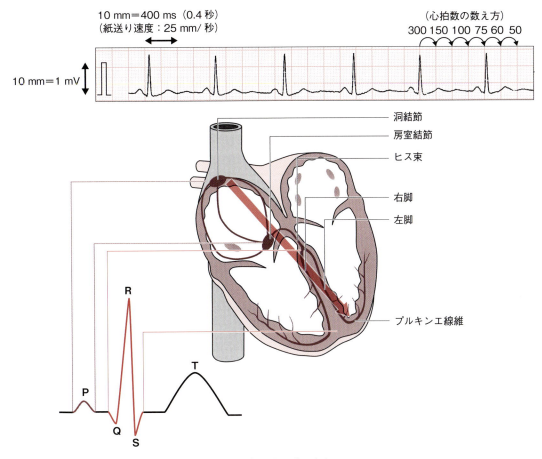

図1　心電図の成り立ち

P波，PQ時間

心臓は洞結節から興奮がはじまり，右房・左房に伝導し，房室結節を介して心室筋を興奮させます（図1）．この右房・左房の興奮を表すのがP波です．洞結節は右房の上位に位置するため，右房は上から下に興奮し，**正常洞調律のP波はⅠ，Ⅱ，aV_F誘導で陽性**になります．心臓の興奮ベクトルに近いⅡ誘導や，解剖学的に右房と近いV₁誘導は，P波を細かく見たいときに便利です．P波は120 ms（3 mm）以下，Ⅱ誘導で高さ2.5 mm以下が正常です．P波を見つけたら次はQRS波までの間隔（PQ時間）を確認しましょう．PQ時間は200 ms（大きな1マス）を超えると房室ブロックとなります．

QRS波

房室結節・ヒス束から出た興奮はプルキンエ線維（刺激伝導系のなかで4 m/秒と最も速い「高速道路」）を介して瞬時に心室筋全体に伝わり，心室内膜側から外膜側へ伝導します．このとき，右心室・左心室はともに一斉に興奮・収縮するため，**QRS幅は3 mm以内**と鋭く尖っており，そのQRS波のベクトル（電気軸）もP波と同様にⅠ，Ⅱ，aV_F誘導で陽性になります．電気軸の正常値は－30〜+90°です（図2）．Ⅱ誘導に対して真逆の方向を向いているaV_R誘導では，波形がⅡ誘導とは正反対（鏡面像）になります．一方で，正常洞調律においてⅢ誘導やaV_L誘導は興奮ベクトルからは少し外れている方向を向いています．したがって，これらの誘導で異常に見える心電図所見（異常Q波や分裂QRS波，陰性T波）が認められることがありますが，これ

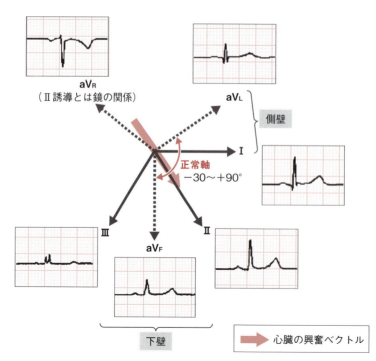

図2　電気軸と波形の関係

らが単独で出現する場合は正常範囲内とみなします．Ⅰ誘導とaVL誘導，そして胸部誘導のV5，V6誘導は左室側壁への興奮を捉えるのに役に立ちます．Ⅱ，Ⅲ，aVF誘導は下壁方向，心臓を縦方向に流れる興奮を把握するときに用います．

心筋のなかで最初に興奮するのは心室中隔ですが，最初に左室側から右室側へ興奮するため，QRS波の初期成分，すなわちV1に小さなr波を，Ⅰ，aVF，V5，V6誘導にq波（中隔性q波）を認めます（図3）．中隔性q波は一見地味な所見ですが，心室頻拍と上室頻拍の鑑別で有用であり（→p127 問題28参照），また修正大血管転位の心電図所見（左室と右室が逆転しているため，中隔の興奮が右から左になる．すなわち，V5，V6誘導でq波がなく，その反対のV1誘導でq波がみられる）を理解するのに役に立ちます（→p163 問題37参照）．

次に胸部誘導を見てみましょう．心臓の興奮ベクトルが最も大きくなるのはV5誘導付近であり，R波は滑らかに高くなります（図4）．V1，V2誘導は右室に近いため，右室に異常をきたすような疾患（肺塞栓症やARVCなど）ではここで異常所見が出現します（→p77 問題16，p139 問題30参照）．V3，V4誘導は左室前壁，V5，V6誘導は左室心尖部・側壁の異常を捉えるのに用います．V5，V6誘導は左室心尖部に近いため，

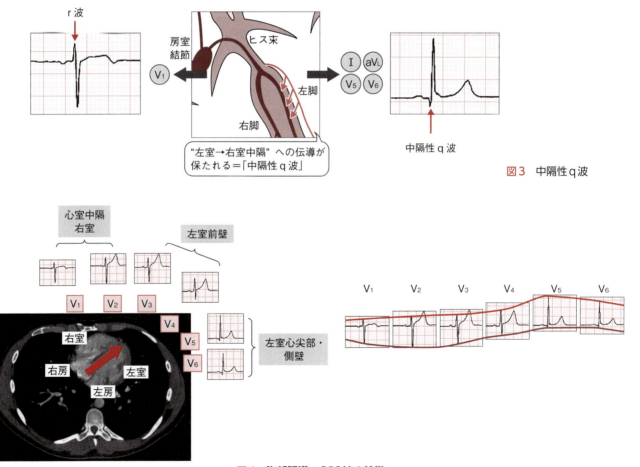

図3　中隔性q波

図4　胸部誘導，QRS波の特徴

wide QRS頻拍の心電図においてV₅, V₆誘導でQSパターン（興奮が離れていく）であれば，心尖部起源の心室頻拍の可能性が高くなります（→p89 問題19参照）．R波とS波がちょうど等しくなるところを移行帯とよび，図4では，V₃とV₄誘導の間に移行帯があります．この移行帯がV₃誘導からV₁誘導側にずれることを反時計方向回転，V₄誘導からV₆誘導側にずれることを時計方向回転とよびます．

ST変化，T波

　ST変化やT波の成り立ちを理解するには，心筋細胞の興奮のメカニズムまでさかのぼって理解する必要があります．心筋細胞は細胞膜にあるイオンチャネルを介したイオンの交換によって，マイナスからプラス，プラスからマイナスへ変化する性質があります．心筋細胞が興奮していないときは，マイナスの状態（静止電位，−90 mV程度）に帯電しています（図5）．ナトリウムチャネルが開口し，ほんのわずかな時間だけ大量に細胞内にナトリウムイオンが流入すると，細胞は急激にプラスに転じます（脱分極，第0相，第1相）．さらに，細胞内カルシウムイオンが増加することでプラスを保ちます（第2相）が，カリウムイオンが細胞から出ていくことでマイナスへ転じ（再分極，第3相），そして最終的に静止電位に回復します（第4相）．

　この活動電位のしくみは，あくまで1つの心筋細胞でのできごとですが，心筋の内膜側，外膜側の興奮のしかたで波形に違いが生じます．心内膜側を走行するプルキンエ線維を介して，心室筋は内膜側から外膜側に向かって興奮が伝わります．内膜側と外膜側の活動電位持続時間の差でQRS波・ST-T変化が形成されますが，内膜側の心筋は興奮のタイミングが早く・かつ長く興奮している一方で，外膜側の心筋はタイミングが少し遅く・かつ早く興奮が終了します（図6A）．この時間差があることで，QRS波もT波も同じ向き（concordant）になります．もし，内膜と外膜の活動電位持続時間が全く同じであれば，QRS波とT波は反対向

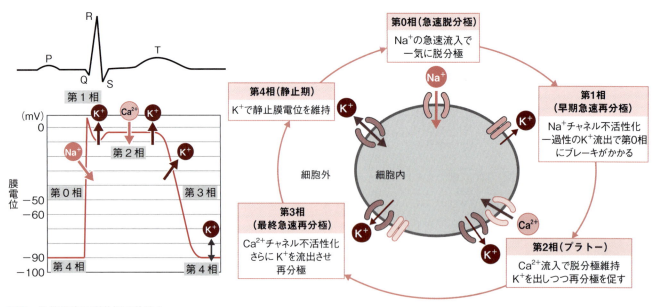

図5　心筋細胞の脱分極の仕組み
心筋細胞は，Na⁺とCa²⁺の細胞内流入で脱分極し，K⁺の細胞外流出で再分極している．

き（discordant）になってしまいます．例えば，肥大型心筋症では，左室壁が分厚くなるために外膜側も活動電位が延長し，陰性T波が生じます（図6B，→p63問題13参照）．また，心筋の起電力，興奮伝導の方向に異常がある場合（陳旧性心筋梗塞、左脚ブロックなど）にもQRS波，T波はdiscordantとなります．

QT間隔の正常値は心拍数（RR間隔）で補正し，QTc時間 = QT/$\sqrt{RR}$ = 350〜440 ms（0.35〜0.44秒）となるのが正常です．心電図上のRR間隔を2等分し，QTが後半まで差しかかっていると，大まかにQT延長を見つけることができます（図7）．

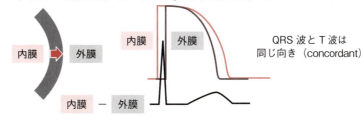

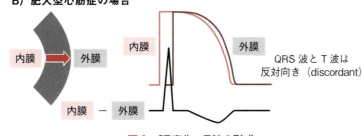

図6　ST変化，T波の形成

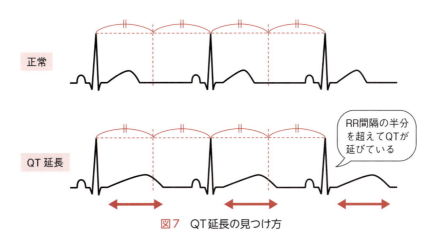

図7　QT延長の見つけ方

冒頭の問題に戻りましょう．Ⅱ誘導のP波・QRS波が陰性であり，一方でaV_R誘導では陽性，またV_1誘導のQRS波が陽性であり，一方でV_5誘導では陰性となっています．したがって，Ⅱ誘導とaV_R誘導，V_1誘導とV_5誘導が入れ替わっていました．図8に正しく並べた正常心電図を示します．

解答 ② ⅡとaV_R，④ V_1とV_5

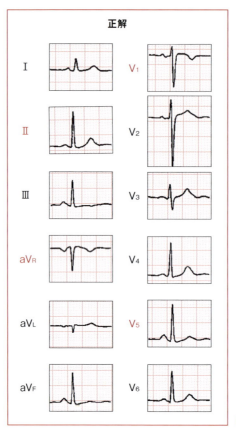

図8　正常心電図

攻略ポイント

正常心電図の特徴を大まかに覚えておこう！

① P波，QRS波はいずれもⅠ，Ⅱ誘導で陽性．電気軸の正常値は－30～＋90°

② QRS波とT波は原則同じ向き

③ P波，QRS波は幅3 mm（120 ms）以下．またP波はⅡ誘導で高さ2.5 mm以下

④ PQ時間は5 mm（200 ms）以下

⑤ QTc時間は $QT/\sqrt{RR} = 350～440$ ms．大まかにはRR間隔の半分未満

〈矢加部大輔〉

第 1 章 解きながら身につける心電図判読力

A. 波形診断の基本

問題 2

70代男性．原因不明の動悸を主訴に当科紹介となった．心電図所見として誤っているのはどれか．

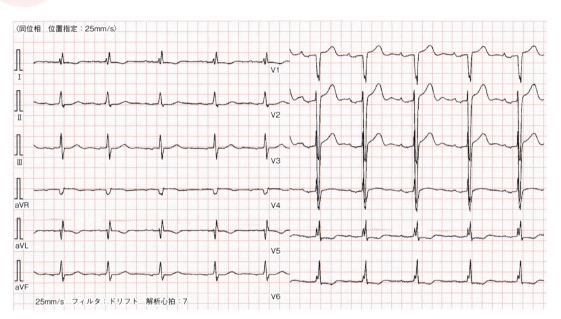

選択肢 ①洞調律　②右房負荷　③左房負荷　④房室伝導障害　⑤心室内伝導障害

P波の攻略法
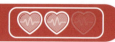

　P波に関する知識を問う問題です．P波は電気軸とその形態を確認しましょう．洞結節から出た興奮は，右心房を右上から左下に興奮させますので，P波はQRS波と同じく，Ⅰ，Ⅱ，aV$_F$誘導で陽性となります（図1）．またBachmann（バッハマン）束を介して左心房へ興奮を伝え，右房興奮＋左房興奮の合計でP波が形成されます．**Ⅱ誘導のP波幅は120 ms（3 mm）以下，高さは2.5 mm（0.25 mV）未満，V$_1$誘導では高さ2 mm（0.2 mV）未満，P terminal force（Morris index）は1×1マス（0.04 mm・秒）未満**になります．興奮順序を反映して，前半成分が右房，後半成分が左房の興奮を示すため，右房負荷ではP波の高さが，左房負荷ではP波の幅が広くなります．

　本症例では，Ⅱ誘導で180 msとP波の幅が著明に延長しています（図2）．V$_1$誘導でも陰性成分が大きく，左房負荷の基準を満たします．洞調律であり，PQ間隔が200 msを超えていることから房室伝導障害もみられます．QRS間隔が120 msを超えることから心室内伝導障害も合併しています．したがって，問題の選択肢のうち右房負荷が誤った所見になります．

　左房負荷所見を示す心電図において，V$_1$誘導のP terminal forceの幅が最も左房負荷を鋭敏に検出します．なお，本症例ではⅡ誘導で二相性P波を認めていますが，これはBachmann束の伝導障害を示唆しており（図3），心房細動や脳梗塞の発症リスクが高く，Bayés症候群ともよばれています[1, 2]．原因不明の動悸の原因は心房細動である可能性が高いです．

解答　②右房負荷

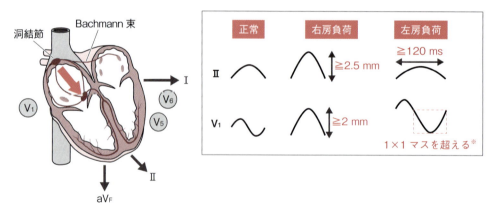

正常P波は，Ⅰ，Ⅱ，aV$_F$，V$_2$〜V$_6$誘導で陽性

図1　正常P波と異常P波
※P terminal force 0.04 mm×0.04 mmを超えると異常

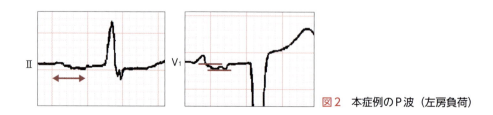

図2　本症例のP波（左房負荷）

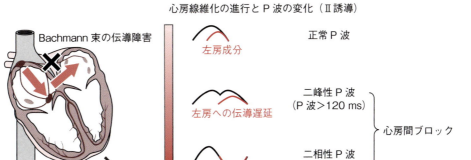

図3 心房間伝導障害とP波の変化

 演習問題

問題 1 20代女性．異所性心房調律と診断され，当科紹介となった．心房興奮の発生部位として最も可能性が高い部位はどこか．

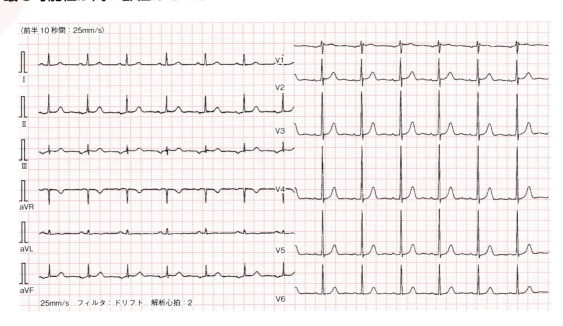

選択肢 ①洞結節 ②上大静脈 ③下位右房 ④右上肺静脈 ⑤左上肺静脈

解説 P波の電気軸はⅠ，aV$_L$誘導で陽性，V$_1$誘導で陰性であり，右から左に興奮していることがわかります．また，Ⅱ，Ⅲ，aV$_F$誘導では陰性成分が強く，心房は主に下から上に興奮していています．したがって，③下位右房が正解です．

解答 ③下位右房

攻略ポイント

正常P波（洞調律P波）において，

① 電気軸はⅠ，Ⅱ，aV$_F$誘導で陽性

② Ⅱ誘導で120 ms以下，高さ2.5 mm未満

参考文献

1) Bayes de Luna AJ：Block at the auricular level. Rev Esp Cardiol, 32：5-10, 1979（PMID：441485）
2) Bacharova L & Wagner GS：The time for naming the Interatrial Block Syndrome: Bayes Syndrome. J Electrocardiol, 48：133-134, 2015（PMID：25620789）

〈矢加部大輔〉

第 1 章 解きながら身につける心電図判読力

A. 波形診断の基本

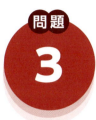

問題 3

50代男性．心不全加療目的に当科入院となった．入院時心電図を示す．心電図所見として最も適切なのはどれか．2つ選べ．

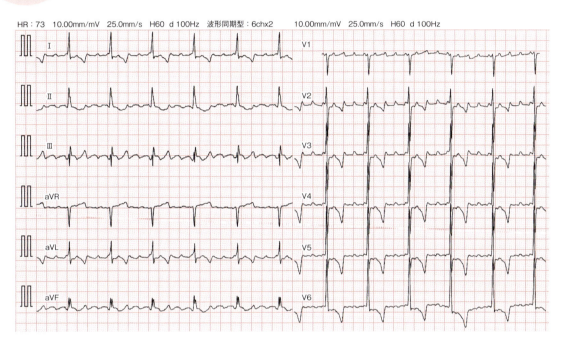

選択肢 ①心房細動 ②通常型心房粗動 ③非通常型心房粗動 ④左室高電位 ⑤左室肥大

QRS波（左室肥大・右室肥大）の攻略法

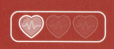

　選択肢を見ると，①〜③のリズム異常，④⑤の器質的疾患を問う問題で精読が必要となります．非典型的な鋸歯状波を認めており，正解の1つは③です．残りは，左室高電位と左室肥大の定義について詳しく読めるかどうかが鍵となっています．左室高電位の診断基準はたくさんありますが，そのなかで最も汎用されているSokolow-Lyon基準について説明します（図1）．R波（V_5またはV_6誘導）＞26 mm（2.6 mV），あるいはS波（V_1誘導）＋R波（V_5またはV_6誘導）＞35 mm（3.5 mV）のどちらかを満たす場合に左室高電位といいます．これらの所見に，**QRS時間の延長，ST-T変化（ストレイン型，図2）を伴うときに左室肥大**と診断します．この心電図では，S波（V_1）＋R波（V_5）＞35 mmかつストレイン型ST-T変化を認め，左室肥大所見といえます．したがって，正解は③と⑤になります．④も選びたくなるところですが，この問題の選択肢のなかでより正確なのは前述の2つです．試験では実際にこのような問題が出題されたことがあります．

　なお，左室肥大の診断基準には近年，S波を用いたPeguero基準（図1）も報告されており[1]，この基準では，最も深いS波＋S波（V_4誘導）＞28 mm（男性），23 mm（女性）の場合に左室高電位と診断します[1]．

解答　③非通常型心房粗動　⑤左室肥大

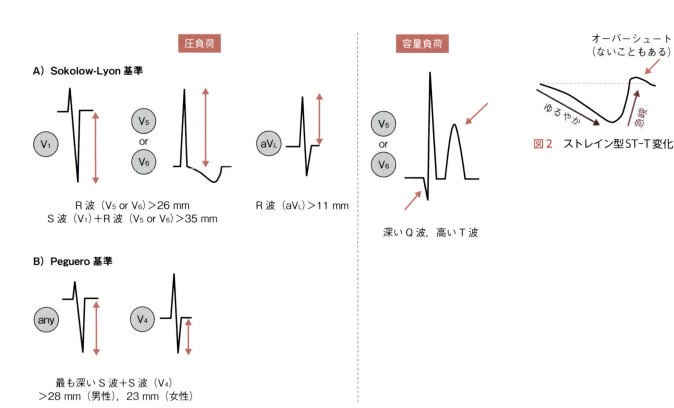

図1　Sokolow-Lyon基準，Peguero基準

演習問題

問題 1 70代女性．約1年持続する労作時呼吸困難を主訴に循環器外来を受診．心電図所見として正しいのはどれか．

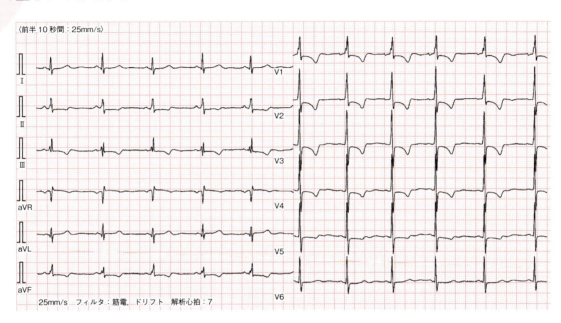

選択肢 ①右房負荷　②左房負荷　③右室肥大　④左室高電位　⑤左室肥大

解説　P波の形態は正常です．しかし，ストレイン型ST-T低下をV₁〜V₄の前胸部誘導に認めます．また，V₁誘導でR波の増高を認めます．これらの所見から，右心系の異常が示唆されます（図3）．したがって，正解は右室肥大です．この症例は，長年通院されている肺高血圧症の方の心電図でした．

　ちなみに，V₁誘導でR波が高くなる疾患の鑑別として，右脚ブロック（→p29問題4参照），後壁梗塞（→p51問題9参照），A型WPW症候群（→p107問題23参照），そしてこの右心負荷の4つを覚えておきましょう．

解答　③右室肥大

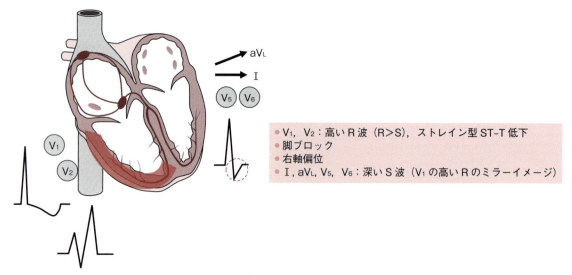

図3 右室肥大

- V₁, V₂：高いR波（R＞S），ストレイン型ST-T低下
- 脚ブロック
- 右軸偏位
- I, aVL, V₅, V₆：深いS波（V₁の高いRのミラーイメージ）

攻略ポイント

① R波（V₅またはV₆誘導）＞26 mm，あるいはS波（V₁誘導）＋R波（V₅またはV₆誘導）＞35 mm があれば，左室高電位

② 左室高電位＋〔QRS時間延長，またはストレイン型ST-T変化〕があれば，左室肥大

③ 高いR波（V₁, V₂誘導）＋ストレイン型ST-T低下は，右室肥大

参考文献
1) Peguero JG, et al：Electrocardiographic Criteria for the Diagnosis of Left Ventricular Hypertrophy. J Am Coll Cardiol, 69：1694-1703, 2017（PMID：28359515）

〈矢加部大輔〉

第 1 章 解きながら身につける心電図判読力

A. 波形診断の基本

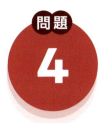

問題 4

40代女性．かすみ眼を主訴に眼科を受診．とある疾患が疑われ，循環器内科コンサルトとなった．

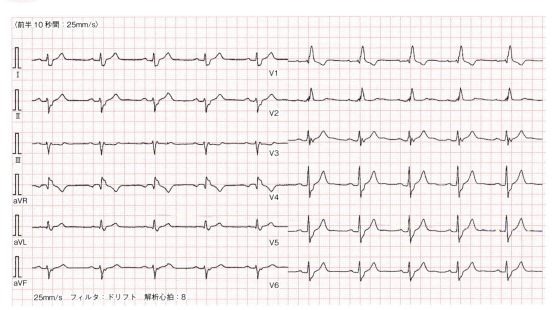

Q1 心電図所見として正しいのはどれか．2つ選べ．

選択肢　①右脚ブロック　②左脚前枝ブロック　③左脚後枝ブロック　④2枝ブロック
　　　　⑤非伝導性心房性期外収縮

Q2 背景疾患として最も疑われるのはどれか．

選択肢　①拡張型心筋症　②肥大型心筋症　③拘束型心筋症　④サルコイドーシス　⑤アミロイドーシス

QRS波（右脚ブロック・2枝ブロック・3枝ブロック）の攻略法

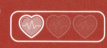

本症例では注目すべき所見が3つあります．まず，PQ時間が延長し，1度房室ブロックを認めます．次にV_1誘導でrsR'パターン，V_6誘導で幅広いS波があり，これは右脚ブロックの所見です（図1）．さらに見落としてはいけないのは，高度の左軸偏位（Ⅰ誘導陽性，Ⅲ誘導陰性）であり，これは左脚前枝ブロックの存在を示唆します（図1）．

3つの伝導障害を認めることから，この心電図は3枝ブロックと診断できます（図2）．ブロックの部位が増えれば増えるほど，将来的に完全房室ブロックへ進展し，ペースメーカ手術を要することが多いとされています．房室ブロックの多くは加齢変性が原因であり，若年者にこのような所見を認めることは稀で，その場合は心サルコイドーシスなどの心筋症を鑑別に入れないといけません（→p67問題14参照）．サルコイドーシスは，肺や眼にも病変をきたすことがあり，心臓病変の評価目的に呼吸器内科や眼科から相談されることもあります．

解答 Q1. ①右脚ブロック　②左脚前枝ブロック
Q2. ④サルコイドーシス

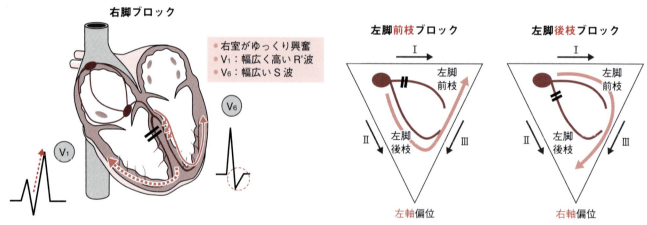

図1　右脚ブロック・左脚ヘミブロック

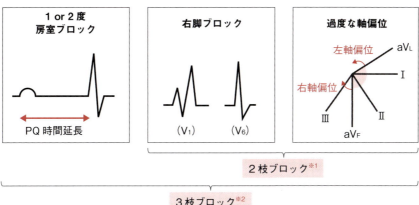

図2　2枝・3枝ブロック

※1「1 or 2度房室ブロック＋右脚ブロック」は，2枝ブロックとは言わない〔2枝とは，右脚と左脚（前枝or後枝）の両方に伝導障害がある場合を言う〕
※2「1 or 2度房室ブロック＋左脚ブロック」も3枝ブロックに分類される（左脚ブロックは左脚前枝・後枝の2箇所にブロックを起こしていると考えるとわかりやすい）

演習問題

問題 1　次の胸部誘導の心電図において，当てはまる所見はどれか．

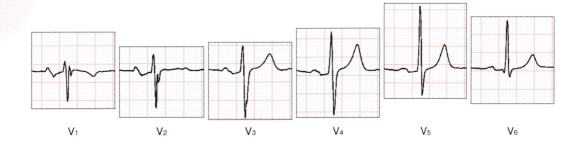

選択肢　①右房負荷　②左房負荷　③右脚ブロック　④左脚ブロック　⑤時計方向回転

解説 V₁誘導のQRS波形から右脚ブロック波形かと一見思うかもしれませんが，V₁の後半成分のR波が高くなく，またそれを反映してV₆誘導のS波も広くありません．これはcrista supraventricularis pattern（室上稜パターン）とよばれ，正常亜型として知られています．したがって，右脚ブロックは間違いです．一方で，V₁誘導でP波の陰性成分（P terminal force）が大きいことから，②の左房負荷が正解です．

解答 ②左房負荷

攻略ポイント

① 「V₁誘導で後半成分の大きなR'波」＋「V₆誘導で幅広いS波」は，右脚ブロック

② PQ時間，軸偏位にも注目（2枝，3枝ブロックに注意）

〈矢加部大輔〉

第1章 解きながら身につける心電図判読力

A. 波形診断の基本

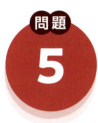

問題 5　70代男性．他院で心電図異常，左心機能低下を指摘され，当科紹介となった．心電図所見として誤っているのはどれか．

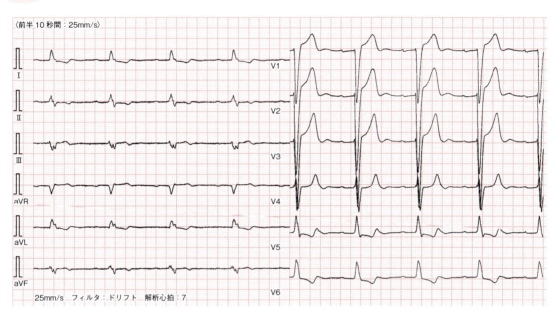

選択肢　①洞性徐脈　②1度房室ブロック　③右脚ブロック　④左脚ブロック　⑤3枝ブロック

QRS波（左脚ブロック）の攻略法

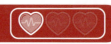

　本症例はQRS幅は広く，V_1誘導で深く広いS波，V_6誘導で幅広いR波があり，これは左脚ブロックの所見です（図）．左脚ブロックでは右脚ブロックと異なり，中隔性q波が消失することも重要です．これらの特徴を細かく覚えておくことは，心室頻拍と上室頻拍との鑑別をする際に大変有用です（→p127 問題28参照）．左脚ブロックは，左脚前枝と後枝の両方の伝導障害であるため，2枝ブロックに含めることがあります．1度房室ブロックを合併しており，3枝ブロックとも判読できます．したがって正解（当てはまらないもの）は，③右脚ブロックになります．

解答　③**右脚ブロック**

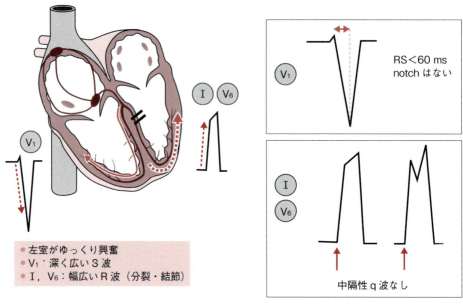

図　左脚ブロック

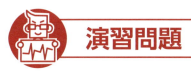

演習問題

問題 1 次の心電図において，当てはまる所見を 1 つ選べ．

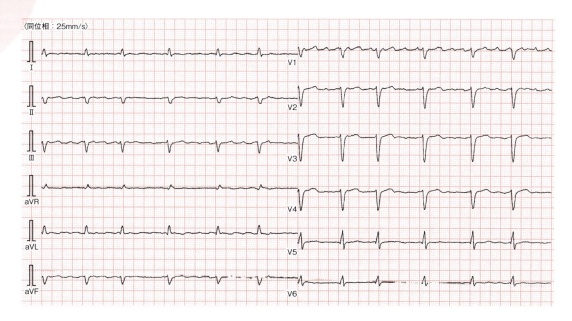

選択肢 ①右脚ブロック　②左脚ブロック　③非特異的心室内伝導障害　④低電位　⑤非伝導性心房期外収縮

解説 心電図にはP波がなく，RR間隔が不整であることから，基本調律は心房細動です．心房細動中には，心房期外収縮は絶対に起きませんので，⑤は誤りです．V6誘導を見ると一見左脚ブロックのように見えますが，Ⅰ，aVL，V5，V6誘導に左脚ブロックには通常認めないq波を認めます．QRS幅が120 msを超え，かつ右脚ブロックとも左脚ブロックとも判断できない所見は**非特異的心室内伝導障害**と診断されます．

　低電位の診断基準は，肢誘導で5 mm（0.5 mV）以下または胸部誘導で10 mm（1 mV）以下であり（→p60 問題12参照），この心電図には当てはまりません．非特異的心室内伝導障害は単なる伝導系の障害ではない，広範な心筋障害を示唆します．

　なお，この心電図は心臓移植前の拡張型心筋症の方でした．拡張型心筋症は特徴的な心電図所見がありません．ほかの検査所見も含め総合的に診断します．

解答 ③非特異的心室内伝導障害

攻略ポイント

①「V1誘導で深く広いS波」＋「Ⅰ・V6誘導で広いR波＋中隔性q波なし」は左脚ブロック

②QRS波＞120 mm，かつ右脚ブロックにも左脚ブロックにも当てはまらないものは，非特異的心室内伝導障害

〈矢加部大輔〉

第 1 章 解きながら身につける心電図判読力

A. 波形診断の基本

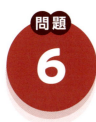

問題 6

70代女性．夫の葬式参列中に胸痛を訴え，当院救急搬送となった．最も可能性が高い診断はどれか．

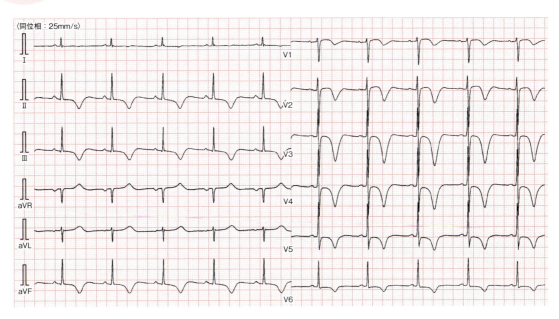

選択肢 ①急性心筋梗塞　②たこつぼ心筋症　③肥大型心筋症　④くも膜下出血　⑤肺塞栓症

T波の攻略法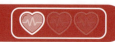

本症例は全体的に陰性T波が目立ちます．T波は心室の再分極を示しており，正常なT波はなだらかな登り坂の後に急峻な下り坂となり，その高さはR波の1/10以上，12 mm（1.2 mV）未満となります（図1A）．正常な刺激伝導系を介した心筋興奮では，T波は原則，QRS波と同じベクトルになります（concordant，→p14 問題1参照）．このQRS波のベクトルは，単に波形の陽性・陰性ではなく，面積で比較することに注意しましょう（図1B）．ただし，脚ブロックや顕性WPW症候群など，何らかの異常で一部刺激伝導系を介さずに興奮が心筋全体に伝わる場合は，この原則には当てはまらずT波は陰性化します．

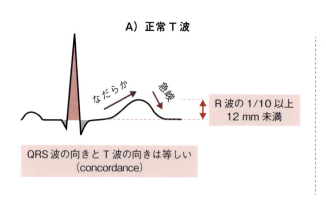 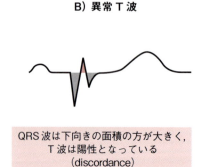

図1　T波の特徴

T波の増高は高カリウム血症や心筋梗塞超急性期に認められ，形が対称性になることが特徴です（図2）．二相性T波は低カリウム血症（陰性→陽性），Wellens症候群（陽性→陰性）でみられます（→p45 問題8参照）．平坦T波は正常所見であることが多いです．陰性T波は鑑別も多く疾患も特徴的であり，よく試験に出題されます．特に10 mm（1.0 mV）を超えるものは巨大陰性T波とよばれています．

陰性T波を認める疾患として，**低カリウム血症**，**心尖部肥大型心筋症**，**心内膜下梗塞**（あるいは心筋梗塞の再灌流後），**たこつぼ心筋症**，**肺塞栓症**，**cardiac memory**，**脳血管障害**，**褐色細胞腫**の8つは覚えておきましょう．cardiac memoryでは，何らかの理由でwide QRSとなった病態（心室頻拍や心室ペーシング，顕性WPW症候群）から回復したときに一過性に陰性T波を認めます[1]．脳血管障害（特にくも膜下出血）や褐色細胞腫では，交感神経亢進・カテコラミンサージの結果として一過性に陰性T波を認めます．この問題の選択肢①〜⑤のすべてが陰性T波を起こしうる疾患ですが，葬式参列中という精神的ストレスの強い状況下で起こっているため，病歴からたこつぼ心筋症がまず疑われます．肥大型心筋症は左室肥大がない点から否定的です（→p63 問題13参照）．また肺塞栓症は左室の前面に張り付く右室への負荷を反映してV₁〜V₃誘導に陰性T波を認めることが多く（→p77 問題16参照），否定的です．

ただし，実際の臨床現場では，①急性心筋梗塞の除外が必須なので，緊急冠動脈造影検査が行われることが多いです（「試験的」な解答は②ですが，「臨床的」には①と②になります）．

解答　②たこつぼ心筋症

T波の増高	二相性T波	平坦T波	陰性T波
	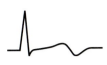		
● T波≧12 mm ● 高カリウム血症（テント状T波） ● 急性心筋梗塞	● Wellens症候群（陽性→陰性） ● 低カリウム血症（陰性→陽性）	● T波≦R波の1/20 ● 正常亜型が多い（女性，肥満）	● 低カリウム血症 ● 肥大型心筋症（心尖部型） ● 心内膜下梗塞 ● たこつぼ心筋症 ● 肺塞栓症 ● cardiac memory ● 脳血管障害 ● 褐色細胞腫

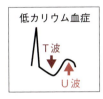

図2　異常T波

攻略ポイント

① 正常心電図では，QRS波とT波は原則同じ向き

② T波増高，二相性T波，陰性T波の原因疾患は覚えておく（図2）

参考文献

1) Shvilkin A, et al：Cardiac memory: diagnostic tool in the making. Circ Arrhythm Electrophysiol, 8：475-482, 2015（PMID：25900990）

〈矢加部大輔〉

心電図検定

　12誘導心電図，モニター心電図は日々たくさん記録されていますが，多くの施設で判読をできるスタッフが不足している現状があります．心電図には元祖AIこと自動判読がついているものの，患者背景や症状を含めて判断をできるヒトにはまだまだかないません．心電図検査の真価を発揮するためにはきちんと心電図を判読できる専門家が必要不可欠です．

　2024年時点で心電図検定1級取得者は延べ4,644人，マイスターは延べ73人とまだまだ数は少ないですが（参考までに循環器専門医15,328人，不整脈専門医1,499人です），日本不整脈心電学会公認の，胸を張って専門家を名乗れる資格となっています．また心電図検定の取得者が1人いるだけで病院，部署の診療レベルは格段に上がります．ぜひ本書を活用して，心電図検定1,2級，成績上位者，そしてマイスターにチャレンジをしましょう！

〈萬納寺洋士〉

第 1 章 解きながら身につける心電図判読力

B. 虚血性心疾患

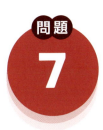

問題 7 50代男性．30分前からの胸部違和感，冷感を主訴に救急外来を受診した．

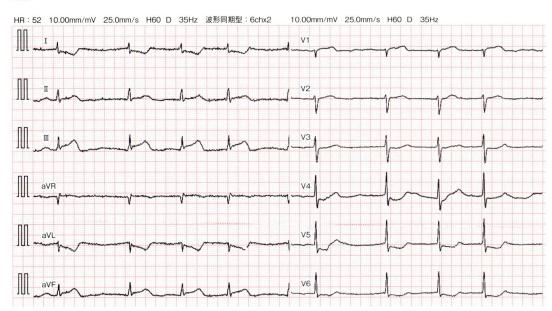

Q1 心電図所見として正しいのはどれか．

選択肢　①下壁梗塞　②前壁梗塞　③前壁中隔梗塞　④前側壁梗塞　⑤後壁梗塞

Q2 責任冠動脈として最も可能性が高いのはどれか．

選択肢　①右冠動脈近位部　②右冠動脈遠位部　③左冠動脈主幹部　④左前下行枝　⑤左回旋枝

虚血性心疾患（下壁）の攻略法

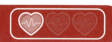

　本症例は「胸痛＋ST上昇」ですので，まずはST上昇型心筋梗塞（ST-segment elevation myocardial infarction：STEMI）を考えなくてはいけません．ST変化のある心電図を読むときに重要なのは，どこにST変化があり，心筋のどの部位に虚血を起こしているかをイメージすることです．慣れないうちは，図1のように絵を描いてみましょう．この心電図では，Ⅱ，Ⅲ，aV$_F$誘導でST上昇を認めるため，下壁梗塞の所見です．

　下壁梗塞の場合，責任血管は右冠動脈（right coronary artery：RCA）か左回旋枝（left circumflex artery：LCX）かのいずれかです．この鑑別で最も汎用されるのは，Ⅱ誘導とⅢ誘導のST上昇の高さを比較する方法ですが，Ⅲ誘導とV$_6$誘導を比較する方法もあります．図2のように，RCAでは，Ⅱ誘導・V$_6$誘導と比較してⅢ誘導の上昇が強く現れます．本症例でもⅢ誘導でⅡ誘導と比較しST上昇がより強く認められ，RCAが責任病変と考えられます．また，RCAは房室結節への栄養供給も担っていることや，下壁には迷走神経が多く分布することから，RCAでの閉塞では房室ブロックを合併することが多いです（本症例の心電図は心房細動調律であるため，正確な房室伝導の評価はできません）．

　下壁梗塞の責任血管として，RCAの近位部と遠位部の鑑別も試験で出題されます．RCA近位部では心基部の梗塞を反映してV$_1$誘導のST上昇を認めることがあります（図3）．また右室梗塞を合併した場合には，V$_{4R}$誘導でST上昇を認めます．RCA遠位部ではⅡ，Ⅲ，aV$_F$誘導に梗塞範囲が限局するため，その対側であるV$_1$〜V$_3$誘導のreciprocal change（ST低下）を認めることが多いです．近位部ではST上昇を認める範囲

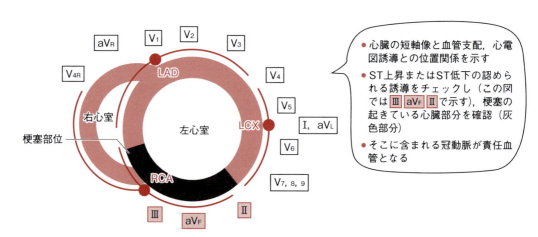

梗塞部位	左室前壁	左室側壁	左室下壁	左室後壁	右室
ST上昇	V$_1$〜V$_4$ V$_1$，V$_2$：中隔 V$_3$，V$_4$：前壁	Ⅰ，aV$_L$，V$_5$，V$_6$	Ⅱ，Ⅲ，aV$_F$	V$_7$〜V$_9$	V$_1$，V$_{3R}$〜V$_{5R}$
ST低下	Ⅱ，Ⅲ，aV$_F$	Ⅱ，Ⅲ，aV$_F$	Ⅰ，aV$_L$，V$_5$，V$_6$	V$_1$〜V$_4$	なし

図1　下壁梗塞の心電図所見
RCA：right coronary artery（右冠動脈）
LCX：left circumflex artery（左回旋枝）
LAD：left anterior descending artery（左前下行枝）

が広いため相殺され，ST上昇レベルが高くありません．したがって，RCA近位部梗塞の方が一見軽症に見える傾向があります．ちなみに本症例の心電図では，V_1のST上昇がわずかにあること，reciprocal changeがないことから，RCA近位部梗塞の可能性が高いと予想できます．

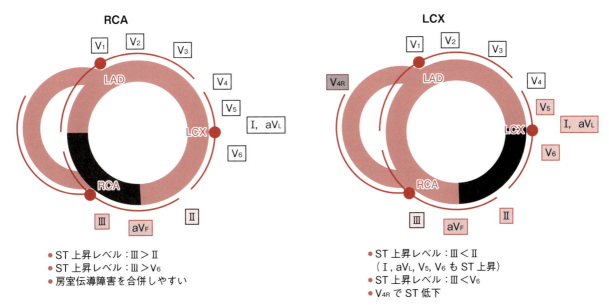

図2　下壁梗塞における責任冠動脈の鑑別（RCA vs. LCX）

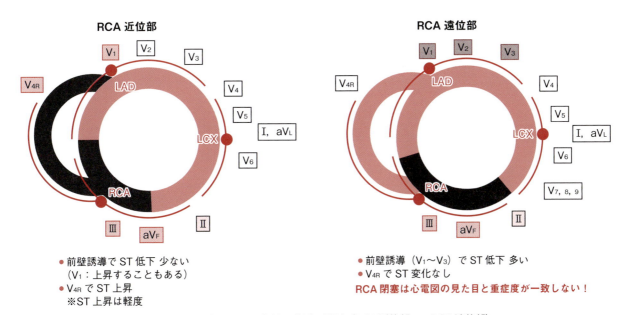

図3　下壁梗塞における責任冠動脈の鑑別（RCA近位部 vs. RCA遠位部）

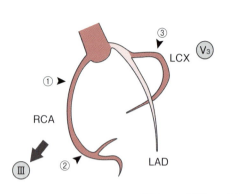
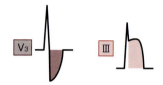

① RCA 近位部：ST 低下（V₃）/ST 上昇（Ⅲ）< 0.5
② RCA 遠位部：ST 低下（V₃）/ST 上昇（Ⅲ）= 0.5〜1.2
③ LCX　　　：ST 低下（V₃）/ST 上昇（Ⅲ）> 1.2

図4　V₃誘導とⅢ誘導を用いた責任冠動脈の予測

　少しマニアックですが，V₃誘導のST低下とⅢ誘導のST上昇を比較して鑑別する方法もあります[1]（図4）．RCA近位部であればあるほどⅢ誘導のST上昇が高くなりやすく，LCX病変であるほど後壁梗塞（胸部誘導のST低下が広範に出てくる）を合併しやすいことを考えればわかりやすいかもしれません（→p51 問題9参照）．
　このように，責任冠動脈を予測する場合は，心電図のST変化の詳細まで精読する必要があります．

解答　Q1．①下壁梗塞
　　　　Q2．①右冠動脈近位部

攻略ポイント

① Ⅱ，Ⅲ，aV_F誘導のST上昇は下壁梗塞
② ST上昇がⅡ誘導＜Ⅲ誘導ならRCA，Ⅱ誘導＞Ⅲ誘導ならLCX
③ V₁，V₄R誘導でST上昇があればRCA近位部，胸部誘導のST低下が大きければRCA遠位部（またはLCX）

参考文献
1) Kosuge M, et al：New electrocardiographic criteria for predicting the site of coronary artery occlusion in inferior wall acute myocardial infarction. Am J Cardiol, 82：1318-1322, 1998（PMID：9856912）

〈矢加部大輔〉

第 1 章 解きながら身につける心電図判読力

B. 虚血性心疾患

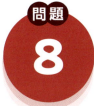

問題 8

60代男性．1時間前からの胸痛を主訴に救急外来を受診した．心電図所見として正しいのはどれか．

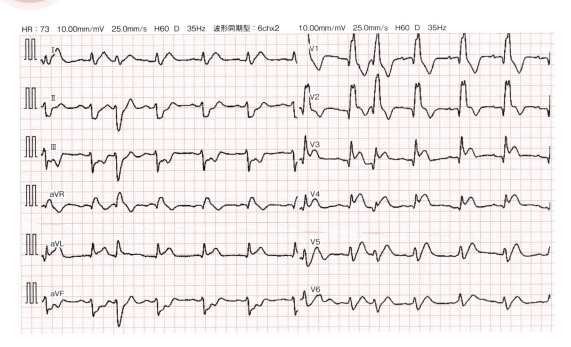

選択肢 ①下壁梗塞　②前壁梗塞　③前壁中隔梗塞　④前側壁梗塞　⑤後壁梗塞

虚血性心疾患（前壁）の攻略法

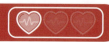

本症例は，V₂〜V₄誘導でST上昇を認め，前壁梗塞であり，緊急性が高いSTEMIです（図1）．さらに，I，aV_L誘導にもST上昇を認めており，側壁梗塞も合併しています．したがって，前側壁梗塞と診断できます．

前側壁梗塞はLAD近位部閉塞による広範な心筋壊死で起こります．試験では，責任冠動脈がLAD近位部か遠位部か，という出題形式もよく見られますが，鑑別点は以下の通りです（図2）．

(a) ST上昇を認める誘導の数とその部位（特にaV_R誘導）
(b) 新規右脚ブロックの有無
(c) reciprocal changeの有無（特にⅢ誘導）

ただし，これらは感度が低く，特異度が高い所見なので，これらの所見がない場合でも近位部閉塞は否定できません．また，Ⅲ誘導とaV_L誘導のST変化レベルを比較する方法もあります[1]（図3）．

本症例ではaV_RのST上昇，右脚ブロック，下壁誘導のST低下を認めており，LAD近位部閉塞を支持する所見です．

解答▶ ④前側壁梗塞

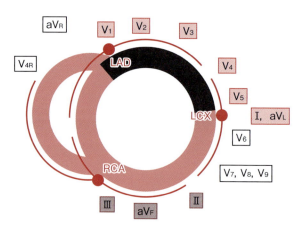

梗塞部位	左室前壁	左室側壁	左室下壁	左室後壁	右室
ST上昇	V₁〜V₄ V₁, V₂：中隔 V₃, V₄：前壁	Ⅰ, aV_L, V₅, V₆	Ⅱ, Ⅲ, aV_F	V₇〜V₉	V₁, V_{3R}〜V_{5R}
ST低下	Ⅱ, Ⅲ, aV_F	Ⅱ, Ⅲ, aV_F	Ⅰ, aV_L, V₅, V₆	V₁〜V₄	なし

図1　前壁梗塞の心電図所見

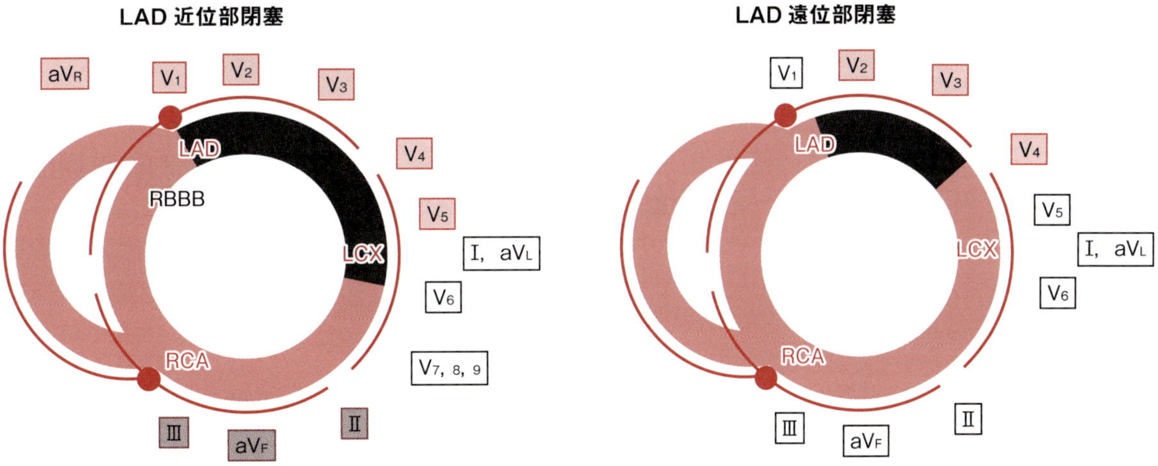

LAD 近位部閉塞

- 広範な ST 上昇（ときに aV_R も）
- 下壁誘導（Ⅲ）の ST 低下
- 新規右脚ブロックあり

LAD 遠位部閉塞

- 限局的な ST 上昇
- 側壁誘導は ST 変化なし
- reciprocal change 少ない

図2　前壁梗塞における責任冠動脈の予測

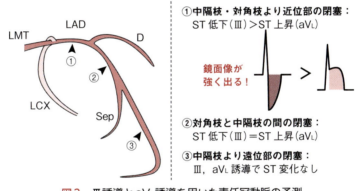

① 中隔枝・対角枝より近位部の閉塞：
　ST 低下（Ⅲ）＞ST 上昇（aV_L）

鏡面像が強く出る！

② 対角枝と中隔枝の間の閉塞：
　ST 低下（Ⅲ）＝ST 上昇（aV_L）

③ 中隔枝より遠位部の閉塞：
　Ⅲ，aV_L 誘導で ST 変化なし

図3　Ⅲ誘導と aV_L 誘導を用いた責任冠動脈の予測
LMT：left main trunk（左冠動脈主幹部）
Sep：septal brunch（中隔枝）
D：diagonal brunch（第一対角枝）

演習問題

問題 1　80代男性．急性冠症候群（ACS）として緊急入院となり，経皮的冠動脈形成術（PCI）が施行された．責任冠動脈として可能性が高いのはどれか．

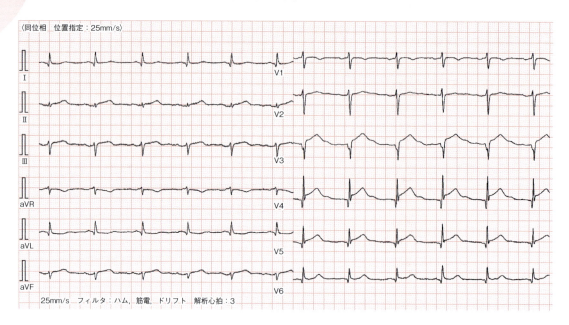

選択肢　①右冠動脈近位部　②左前下行枝近位部　③左前下行枝遠位部　④左回旋枝近位部　⑤左回旋枝遠位部

解説　この心電図では前胸部誘導以外に，下壁誘導にもST上昇を認めています．急性心膜炎やたこつぼ心筋症も鑑別にあがりますが，問題文に，「PCIが施行された」と記載があります．このように前壁・下壁誘導ともにST上昇を認める症例では，いわゆる"wrapped LAD"を考慮します（図4）．wrapped LADとは，血管の走行の特徴として「左室前壁・心尖部・下壁と広く灌流」している形態をとるLADを意味します．wrapped LADの閉塞では，この心電図のように下壁誘導でも広範なST上昇を示します．側壁誘導のST上昇を認めないため，LAD遠位部が正解となります．

　また，この心電図ではreversed R progressionの所見も認めています．reversed R progressionとは，V_1誘導から徐々にR波が減高していく所見を示し，虚血性心疾患や心筋症などを示唆する病的な所見です（図5）．語感の似た所見にpoor R progressionがありますが，異なる所見なので注意しましょう．

　ちなみに，T波の異常でもACSを診断できます（図6）．ややマニアックですがWellens症候群およびde Winter症候群のいずれの所見も臨床的に重症な所見であり，試験にも頻出されます．覚えておいて損はありません．

解答　③左前下行枝遠位部

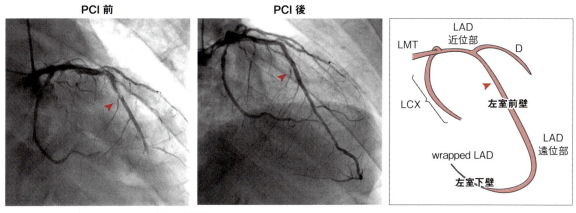

図4 wrapped LAD閉塞
演習問題1の冠動脈造影（PCI前後）およびシェーマ．LADは左室心尖部を囲むようなwrapped LADであった．
PCI：percutaneous coronary intervention（経皮的冠動脈形成術）

poor R progression

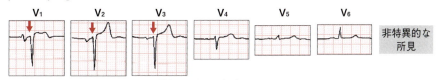

$V_1 \sim V_3$ でRが低いまま，$R(V_3) < 3$ mm

reversed R progression

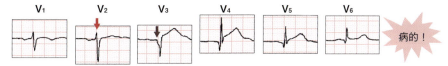

$R(V_1) > R(V_2)$ または $R(V_2) > R(V_3)$ または $R(V_3) > R(V_4)$

図5 R progressionの異常

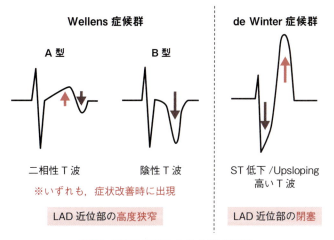

図6 T波の異常によるACSの診断

> **攻略ポイント**
> ① 胸部誘導のST上昇を見たら，前壁梗塞を考える
> ② LAD近位部梗塞では，広範なST上昇，Ⅲ誘導のST低下が目立つ

参考文献
1) Kosuge M, et al：Electrocardiographic criteria for predicting total occlusion of the proximal left anterior descending coronary artery in anterior wall acute myocardial infarction. Clin Cardiol, 24：33-38, 2001（PMID：11195604）

〈矢加部大輔〉

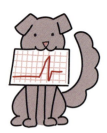

第 1 章 解きながら身につける心電図判読力

B. 虚血性心疾患

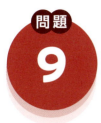

問題 9 60代男性．胸部圧迫感を主訴に救急外来を受診した．心電図所見として正しいのはどれか．

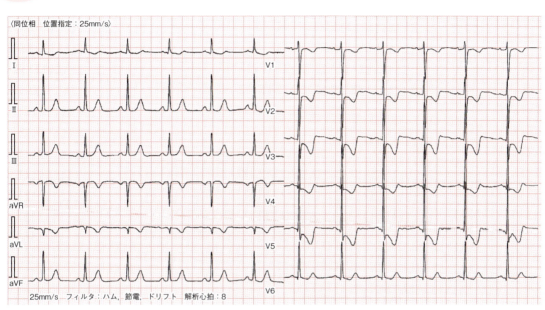

選択肢 ①下壁梗塞　②前壁梗塞　③前壁中隔梗塞　④前側壁梗塞　⑤後壁梗塞

虚血性心疾患（後壁）の攻略法
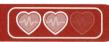

　この症例では，ST上昇がなく，一見すると重篤そうな雰囲気はありません．しかし，V_2〜V_5誘導でST低下を認めています．原則，ST低下を認める誘導からは虚血範囲の局在診断は不可能ですが，解剖学的に**その対側にある誘導にST上昇があるかどうか**，という視点が重要です．この12誘導心電図ではST上昇は認められませんが，その対側であるV_7〜V_9誘導を確認すれば，ST上昇がみられるはずです．したがって，提示された選択肢のなかでは，⑤後壁梗塞になります．より時間が経過すると，V_7〜V_9で出現する異常Q波が，高いR波としてV_1，V_2に出現することもあります．

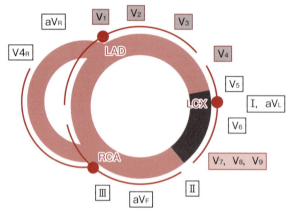

梗塞部位	左室前壁	左室側壁	左室下壁	左室後壁	右室
ST上昇	V_1〜V_4 V_1，V_2：中隔 V_3，V_4：前壁	I，aV_L，V_5，V_6	II，III，aV_F	V_7〜V_9	V_1，V_{3R}〜V_{5R}
ST低下	II，III，aV_F	II，III，aV_F	I，aV_L，V_5，V_6	V_1〜V_4	なし

図1　左室後壁の心電図所見

　救急外来の現場では，患者の状態や時間的な制約から，背部誘導（V_7〜V_9）誘導や右側胸部誘導（V_{4R}誘導など）をとれないかもしれません．しかし，一部の心電図ビューワーでは，12誘導心電図から仮想の誘導を再現して表示させることができます（図2，3）．ぜひ活用してください．

解答 ▶ ⑤後壁梗塞

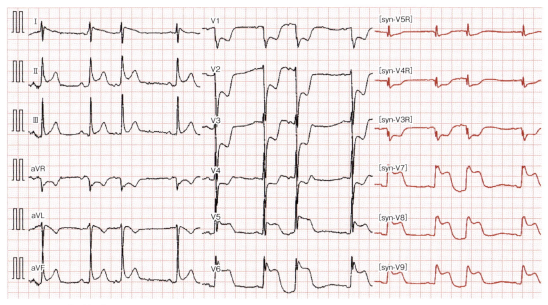

図2 後壁梗塞の心電図
後壁梗塞（V₇~₉誘導でST上昇）を認める．下壁梗塞（Ⅱ，Ⅲ，aV_F誘導でST上昇）・側壁梗塞（V₅~₆誘導でST上昇）も合併．

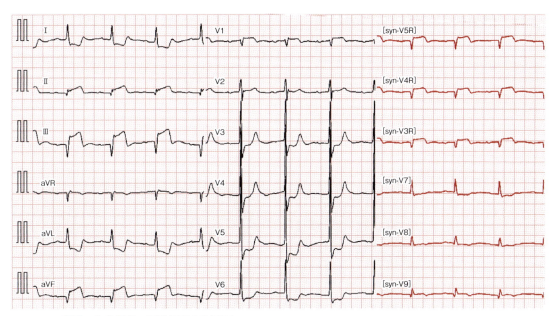

図3 右室梗塞・下壁梗塞の心電図
右室梗塞（V₄R誘導でST上昇）を認める．下壁梗塞（Ⅱ，Ⅲ，aV_F誘導でST上昇）も合併．詳細はp41 問題7参照．

攻略ポイント

● ST低下を胸部誘導のみで認める場合は，後壁梗塞を考える

〈矢加部大輔〉

心室リードはどこ？

　ある日の外来の出来事．他院から高齢男性の心不全（ペースメーカ植込み術後の既往あり）が私の外来に来られました．そこで心電図（図1）を見て驚愕！

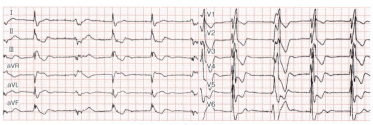

図1　初診時心電図

　心室ペーシング波形が右脚ブロックを呈していました．通常のペースメーカでは右心室にリードがあり，心室ペーシングによって左室が遅れて興奮するため，左脚ブロック型の波形になることが多いのです．X線画像（図2）では心室リードは入っていましたが…．違和感を感じたので造影CTを撮像してみました（図3）．

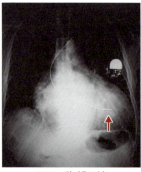

図2　胸部X線

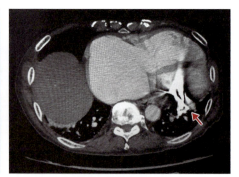

図3　胸部造影CT

　すると，心房中隔欠損症（atrial septal defect：ASD）があり，右房から左室へリードが迷入していた症例だったのです．後日，心臓外科にリード摘出と心房中隔のパッチ閉鎖術を施行してもらいました．心電図をよく見ること，高齢でもASDが初診で見つかることの大切さを学んだ一例でした．

〈矢加部大輔〉

第 1 章 解きながら身につける心電図判読力

B. 虚血性心疾患

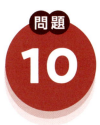

問題 10 50代男性，糖尿病に対して内科病棟に教育入院中．院内で意識消失し，ハリーコールとなった．担当医は急性冠症候群の可能性が高いと診断した．責任冠動脈として可能性が高いのはどれか．2つ選べ．

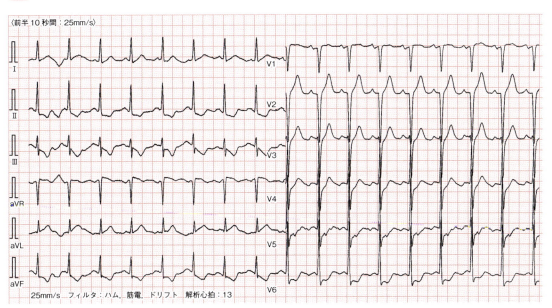

選択肢 ①右冠動脈　②左冠動脈主幹部　③左前下行枝　④左回旋枝　⑤多枝病変

虚血性心疾患（重症）の攻略法

 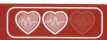

　本症例では，目立ったST上昇は認めませんが，胸部誘導，下壁誘導など広範にST低下を認めます．このようにST低下が目立つ場合は，問題9の解説で述べた通り，**解剖学的にその対側となる誘導でST上昇がないかどうかを探す**ことが重要です（図1）．この心電図のように，広範なST低下を認め，aV_R誘導でSTが上昇している場合，重症な冠動脈疾患（左冠動脈主幹部病変あるいは多枝病変）を考えなくてはいけません．したがって，②左冠動脈主幹部と⑤多枝病変が正解です．さらにこの心電図では，V_3〜V_6誘導に陰性U波を認めており，これも重症虚血を示す所見です（図2）．陽性U波は，徐脈でよく認められる所見で病的意義は低いです．

解答　②左冠動脈主幹部　⑤多枝病変

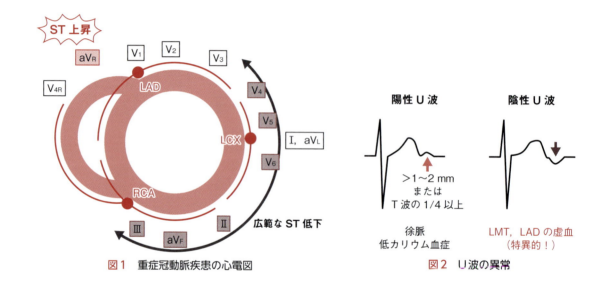

図1　重症冠動脈疾患の心電図　　図2　U波の異常

> **攻略ポイント**
> ① ST低下を見つけたら，隠れST上昇を探す
> ② aV_R誘導でST上昇を認めたら，左冠動脈主幹部病変または多枝病変を即鑑別（急変リスク大！）

〈矢加部大輔〉

C. 器質的疾患

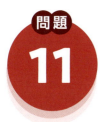

問題 11 20代男性．数日前から感冒症状あり，今回胸痛症状のため来院．心電図所見から最も疑われる疾患はどれか．

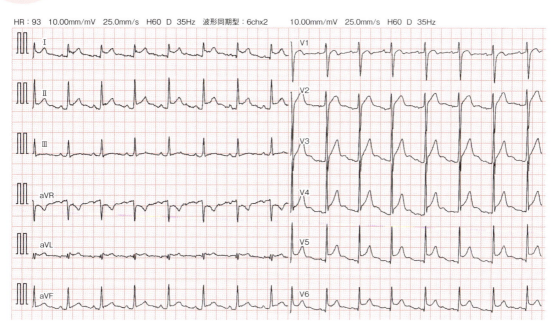

選択肢　①急性心筋梗塞　②早期再分極症候群　③感染性心内膜炎　④心筋炎　⑤心膜炎

心膜炎・心筋炎の攻略法

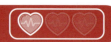

　心電図判読に向かう前に，若年の感冒症状という病歴から炎症による疾患を想定します（→p180 心電図判読に必要な臨床的知識のまとめ参照）．"心臓の炎症"には心内膜炎，心筋炎，心膜炎（心外膜炎）があります（図1）．

　心内膜炎は心臓の内腔に細菌の塊（疣贅）がつく疾患で，基本的に心筋障害はきたさないため心電図変化はありません（例外として，大動脈弁位など伝導路に近い部位の炎症では房室ブロックをきたすことがあります）．

　また**心筋炎**は心筋自体に炎症が起こるため，QRS延長，ST上昇，心室性不整脈などさまざまな心電図変化が起こります．

　心膜炎では心臓の外に炎症が起こりますが，胸痛を訴えることも多く，心筋梗塞との鑑別が重要となります．心膜炎の心電図所見として，**広範なST上昇，Spodick徴候**（図2）の2つをおさえておきましょう．心膜炎のST上昇はいわゆる凹型で，鏡面像を伴わないことがポイントです．心筋梗塞のST上昇は凸型で，鏡面像がみられます（→p41～55 問題7～10参照）．Spodick徴候はTP間で1 mm以上右肩下がりになるもので，PQ低下と表現されることもあります．さらに早期再分極症候群との違いとして，心膜炎では，V6誘導においてST/T比＞0.25（図3）となることをおさえておきましょう．なお，心電図変化は陰性T波を経由して，数週間で正常化するといわれています．

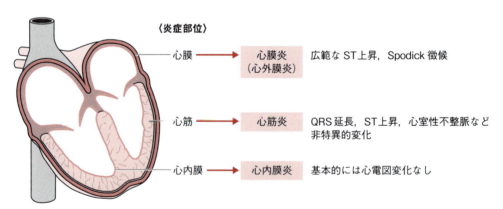

図1　心臓の炎症の種類と心電図所見の特徴

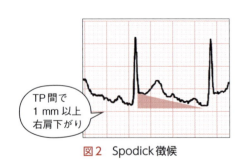

図2　Spodick徴候

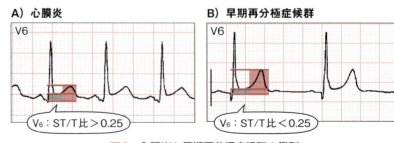

図3　心膜炎と早期再分極症候群の鑑別

本症例ではⅠ，aVL，Ⅱ，Ⅲ，aVF，V₃〜V₆誘導と広範なST上昇を認め，鏡面像はみられません．また肢誘導ではTPにかけて1 mm以上右肩下がりとなっておりSpodick徴候を認めます．典型的な病歴とあわせて，心膜炎と即診断できます．

解答 ⑤心膜炎

攻略ポイント

心膜炎では先行する感冒症状などの病歴とあわせて，
① 広範なST上昇：下に凸，鏡面像なし（心筋梗塞との鑑別ポイント）
②PR低下，TP間で1 mm以上右肩下がりになる（Spodick徴候）
③V₆誘導でST/T比＞0.25（早期再分極との鑑別ポイント）

〈萬納寺洋士〉

第 1 章 解きながら身につける心電図判読力

C. 器質的疾患

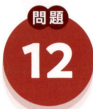

50代男性．胃がんに対する化学療法中．息切れ症状のため来院．心電図所見から最も疑われる疾患はどれか．

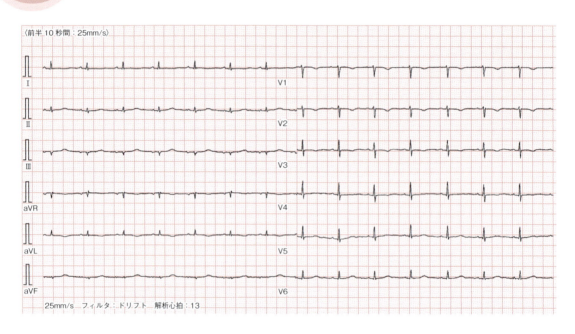

選択肢 ①心嚢液貯留 ②サルコイドーシス ③虚血性心筋症 ④高度肥満 ⑤アミロイドーシス

心嚢液の攻略法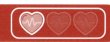

本症例では肢誘導の電位が明らかに小さく，低電位をきたす疾患の鑑別を考えます．

低電位は肢誘導＜0.5 mV（1 mV = 10 mmとして，5 mm），胸部誘導＜1 mV（10 mm）と定義されます．低電位の鑑別は，**心臓の周りに抵抗となる水分や組織があり電気信号が伝わりにくくなるもの（心嚢液，胸水，高度肥満など）と心筋自体の起電力が落ちているもの（アミロイドーシスなどの心筋症，心筋炎後遺症など）**があげられます（図1）．前者の場合心筋自体に変性はありませんが，後者のように心筋自体の起電力が落ちるような状況では何らかの伝導障害が同時に起こることが想定されます（→p67 問題14参照）．

本症例は，心筋症としては房室伝導，心室内伝導の障害が目立たず，前者がより考えやすいです．また，V_3，V_4誘導ではQRS波が周期的に変動する，swinging heartとよばれる所見がみられています（図2）．これは心嚢内で心臓が揺れ動くために起こる現象です．さらに悪性腫瘍という基礎疾患とあわせて，心嚢液貯留が最も疑われます（→p180 心電図判読に必要な臨床的知識のまとめ 参照）．

なお，余談ですが，心タンポナーデは心嚢液量ではなく貯留のスピードによります．癌性心膜炎のようにゆっくり溜まれば相当量忍容されますが，冠動脈穿孔などで急激に溜まるとすぐに心肺停止となるので急いで心嚢穿刺を行う必要があります．

解答　①心嚢液貯留

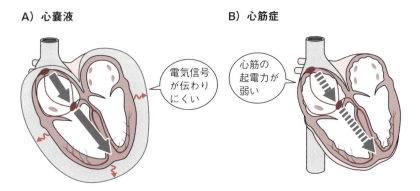

図1　2種類の低電位
A）心嚢液による低電位：起電力は保たれているが心嚢液によって減衰されて，心電図記録では小さくなる．
B）心筋症による低電位：心筋自体の変性により起電力が小さくなる．

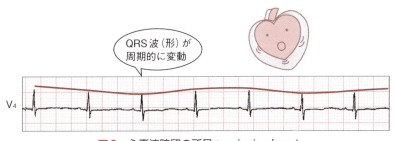

図2　心嚢液貯留の所見：swinging heart

> **攻略ポイント**
> 低電位(肢誘導<5 mm, 胸部誘導<10 mm)の鑑別は2つに分けて考える
> ① 電気が伝わらないもの:心嚢液,胸水,高度肥満など
> ② 起電力自体が低いもの:アミロイドーシスなどの心筋症,心筋炎後遺症など

〈萬納寺洋士〉

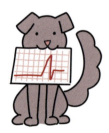

第1章 解きながら身につける心電図判読力

C. 器質的疾患

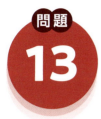

問題 13　60代男性．胸痛，息切れ症状のため来院．心電図所見から最も疑われる疾患はどれか．

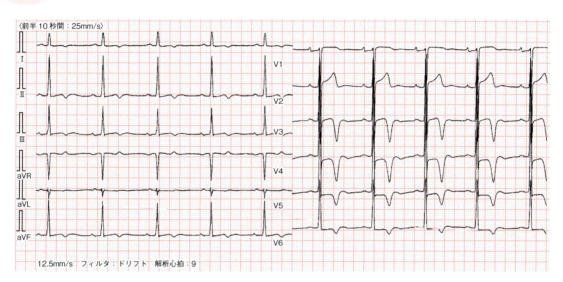

選択肢　①心尖部肥大型心筋症　②非対称中隔肥大型心筋症　③拡張型心筋症　④たこつぼ心筋症　⑤急性心筋炎

肥大型心筋症の攻略法
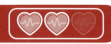

　本症例は，V4を中心とした巨大陰性T波，左室高電位を認めており，典型的な心尖部型肥大型心筋症の心電図所見です．

　肥大型心筋症は強い心筋肥大をきたす遺伝性疾患です．一次性心筋症（心筋に主な病変があるもの）に分類され，臨床的には左室肥大をきたした症例のうち，高血圧性心臓病，アミロイドーシスやFabry病などの二次性心筋症を除外して診断に至ります．著明な左室壁肥大を反映して特徴的な心電図変化をきたします．肥大型心筋症は肥大の部位，様式により数種類に分類されますが，心電図所見としては心尖部肥大型，非対称中隔肥大型をおさえておきましょう（図1）．

　肥大型心筋症に共通する所見として，①左房負荷もしくは心房細動，②心筋肥大を反映した左室高電位があります．さらに心尖部肥大型心筋症ではV4誘導を中心とした巨大陰性T波を，非対称型肥大型心筋症では鋭いQ波（dagger-like Q wave），前胸部誘導での高電位を認めます．

　なお，巨大陰性T波をきたす疾患はほかに，たこつぼ心筋症などがあげられます（→p73問題15参照）．試験としては病歴や左室高電位の所見で鑑別します．ポイントをおさえておきましょう．

　なお，非対称性中隔肥大型心筋症の心電図の一例を図2に示します．

解答 ①心尖部肥大型心筋症

A）心尖部肥大型心筋症　　B）非対称中隔肥大型心筋症

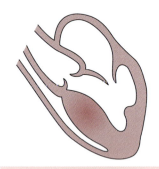

- 左室高電位
- 胸部誘導（特にV4誘導）の巨大陰性T波

- V1～V3誘導の高電位
- 側壁誘導（I, aVL, V4～V6誘導）や下壁誘導（II, III, aVF誘導）の鋭いQ波（dagger-like Q wave）

図1　肥大型心筋症のおさえるべき心電図所見

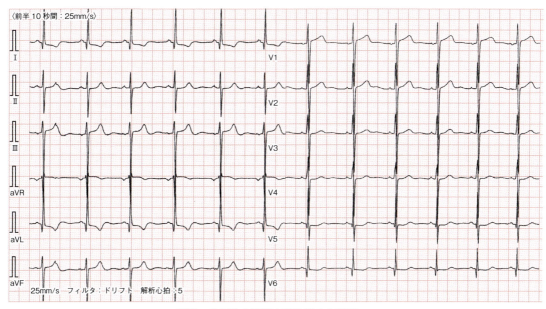

図2 非対称中隔肥大型心筋の心電図
左室高電位所見および側壁誘導に鋭いQ波を認める．

> **攻略ポイント**
> ① 肥大型心筋症に共通する心電図所見は，
>   ❶ 高電位
>   ❷ 左房負荷所見，もしくは心房細動
> ② 共通所見＋胸部誘導（特にV₄）での巨大陰性T波（>10 mm）で，心尖部型肥大型心筋症
> ③ 共通所見＋側壁誘導（Ⅰ，aV_L，V₄〜V₆），下方誘導（Ⅱ，Ⅲ，aV_F）での鋭いQ波（dagger-like Q wave）で，非対称中隔肥大型心筋症

〈萬納寺洋士〉

無症候性の心室細動

　心筋炎は心筋自体に炎症を起こすため，多彩な心電図変化をきたしますが（→p57 問題11参照），炎症で心筋細胞が広範に障害されてしまうと，心臓全体の自動能が消失して心静止の状態となってしまいます．このため心筋炎症例において，血行動態が不安定になったときにはすみやかに人工心肺を含む補助循環（extracorporeal membrane oxygenation：ECMO）などを導入する必要があります．急性期を乗り切っても心機能が改善してこない場合には左室補助装置を導入することとなりますが，近年，この装置は小型化が進んでおり装着したまま自宅退院される方もいます．このような症例では，循環が完全に補助循環でまかなわれるため，無症候性の心室細動という状況もあります．はじめて見たときには信じられず，何度も心電計の確認をしていました．
＊なお，左室補助装置導入下でも心室細動が続くと右心不全をきたしてしまうので，介入しなくてよい，ということはありません（Imamura T, et al：Int Heart J, 57：515-518, 2016）

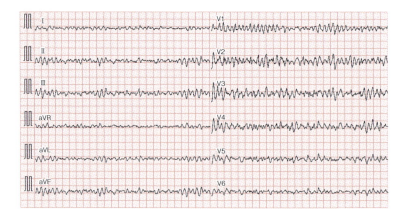

〈萬納寺洋士〉

C. 器質的疾患

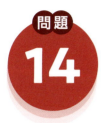

問題 14 60代男性．息切れ症状のため来院．心電図所見より疑われる疾患はどれか．

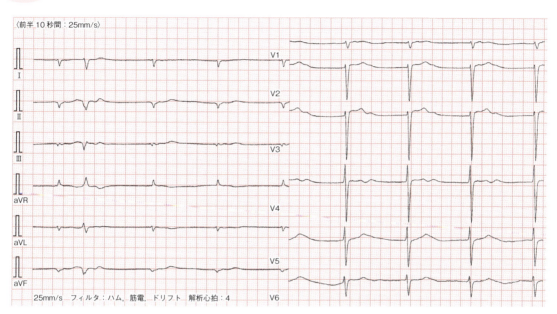

選択肢 ①アミロイドーシス　②サルコイドーシス　③虚血性心筋症　④肥大型心筋症　⑤たこつぼ心筋症

二次性心筋症（心アミロイドーシス）の攻略法

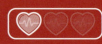

　P波が消失し細かいf波がみられていますが，RR間隔は整であり，心房細動＋完全房室ブロックの所見です．また四肢低電位，胸部誘導のpoor R progression，心室期外収縮を認めています．心アミロイドーシスの存在を強く疑う心電図所見です．

　アミロイドーシスはアミロイドとよばれる糖蛋白が全身のさまざまな臓器に沈着する疾患で，心臓に沈着が及ぶこともあります（図1）．心臓の壁はアミロイドの沈着により分厚くなりますが，アミロイドは心筋ではないため起電力は増加せず，むしろ電気抵抗が増し，起電力は低下します．また伝導路が障害されれば伝導障害（房室ブロック，脚ブロック）をきたします．多彩な心電図変化をきたしますが，他心筋症と同様に特異的な所見はありません．構造的な左室肥大にもかかわらず低電位が認められる，前胸部誘導でのQSパターン（poor R progression，偽梗塞パターン），伝導障害（房室ブロック，脚ブロック），心房細動などの所見がある場合は，心アミロイドーシスの可能性を考えましょう．

　試験でおさえておくべき二次性心筋症には，心アミロイドーシスのほか，心サルコイドーシス，心Fabry病があります（後述）．

解答 ①**アミロイドーシス**

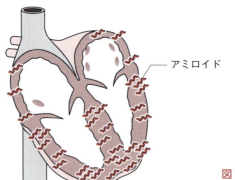

図1　心アミロイドーシス
（文献1を参考に作成）

心サルコイドーシス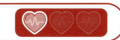

　心サルコイドーシスは中高年に好発する原因不明の炎症性疾患で，さまざまな臓器に炎症細胞浸潤と，非乾酪性肉芽腫形成をきたします（図2）．心臓においては伝導障害（特に右脚ブロック，房室ブロック）と心室性不整脈が有名ですが（図3），いずれも非特異的な所見です．若年者の場合も原因不明の伝導障害を認めた場合は，心サルコイドーシスの検索が必要です．

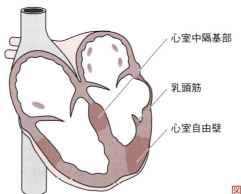

図2　心サルコイドーシスの好発部位

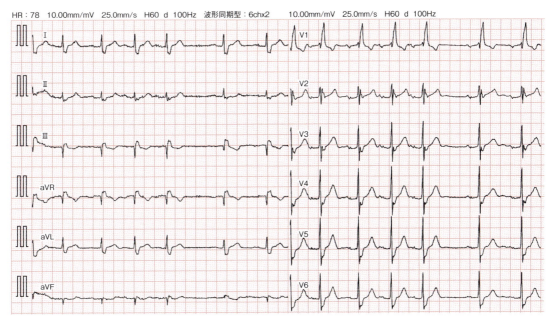

図3　サルコイドーシス症例の心電図所見
3枝ブロックと，間欠的な洞不全がみられている．

心Fabry病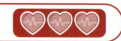

　Fabry病はα-ガラクトシダーゼA活性の欠損・低下によって引き起こされるX連鎖性遺伝のライソゾーム病です．全身の細胞のライソゾームに蓄積することで発症する疾患ですが，酵素補充療法が開発されたことでたびたび話題にあがっています．びまん性の左室肥大をきたしますが，アミロイドーシスとは異なり心電図上でも高電位を示し，左室肥大の所見がみられることから肥大型心筋症との鑑別が問題となります．肥大型心筋症にはみられない特異的な心電図所見として，右脚ブロック，PQ間隔の短縮，P波の延長があげられます（図4）．特にPQ短縮は特徴的心電図所見であり，おさえておきましょう．

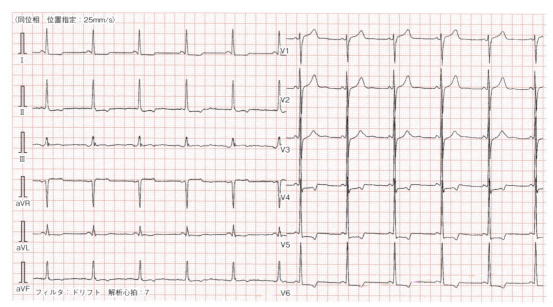

図4　心Fabry病症例の心電図所見

攻略ポイント

● 心アミロイドーシスの所見

①構造的な左室肥大にもかかわらず低電位

②前胸部誘導でのQSパターン（poor R progression，偽梗塞パターン）

③伝導障害（房室ブロック，脚ブロック）

④心房細動

● 心サルコイドーシスの所見

①右脚ブロック

②1度から3度までさまざまな房室ブロック

③心室性不整脈

● 心Fabry病の所見

①右脚ブロック

②PQ間隔の短縮

③P波延長

参考文献
1) 慶應義塾大学，KOMPAS-心アミロイドーシス．2016
https://kompas.hosp.keio.ac.jp/contents/000649.html

〈萬納寺洋士〉

若者を救った心室ペーシング

　筆者が研修医の頃の話です．30代の男性が劇症型心筋炎で入院になりました．V-A ECMO（extra-corporeal membrane oxygenation，体外式膜型人工肺）もすでに導入されており，「VF（ventricular fibrillation，心室細動）は続いたままです」と申し送りを受けた当直帯の私は，怖くて震えあがったのを覚えています．日中から20回以上もの電気的除細動が施され，それでもVFが持続していた症例でした．高用量のβ遮断薬，Ⅲ群抗不整脈薬，深鎮静など，当時できる治療はすべて行われていました．

　しかし心電図（図）をよく見ると，除細動後は長い洞停止を認め，その後，心室期外収縮（premature ventricular contraction：PVC）がR on Tのタイミングで出現するために毎回VFが再発していたのでした．

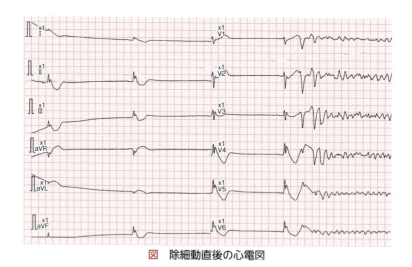

図　除細動直後の心電図

　そこで，経皮ペーシングを準備して，除細動後すぐさまHR＝100の心室ペーシングを入れてみることにしたのです．するとPVCが入り込む余地がなくなり，見事にVFの再発抑制に成功したのです．心臓は徐々に動き出し，彼は歩けるようになるまで回復しました．そして退院の日，久しぶりに彼がわが子を抱き抱える姿を見て，嬉しくて感極まったのはよい思い出です．

〈矢加部大輔〉

C. 器質的疾患

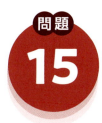

40代女性．最近，職場で異動が決まり慌ただしくしていた．胸痛，息切れ症状のため来院．心電図所見より最も疑われる疾患はどれか．

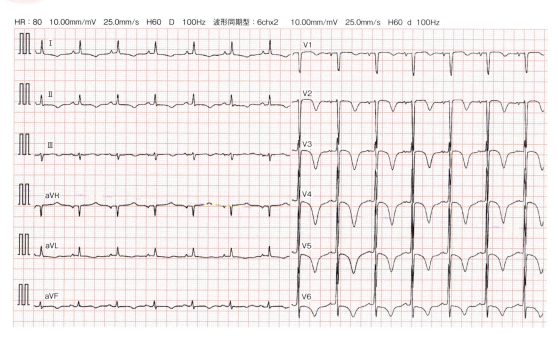

選択肢 ①急性前壁心筋梗塞　②急性側壁心筋梗塞　③たこつぼ心筋症　④肺塞栓症　⑤肥大型心筋症

たこつぼ心筋症の攻略法

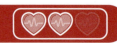

Ⅰ，aV_L，Ⅱ，Ⅲ，aV_F，V₂〜V₅と広範な誘導で陰性T波を認めており，特にV₄〜V₅では巨大陰性T波を認めています．肥大型心筋症を疑うほどの高電位がみられず（→p63問題13参照），病歴とあわせてたこつぼ心筋症を疑います．

たこつぼ心筋症の患者は急性心筋梗塞のような症状で救急外来を受診します．心電図変化も急性心筋梗塞に類似していることから臨床現場でもしばしば鑑別が問題となります．この鑑別は試験でも問われやすいため，しっかりとポイントをおさえておく必要があります．

典型的には心基部の過収縮と心尖部の収縮低下という冠動脈の支配領域に一致しない特徴的な壁運動異常がみられ，その形状（図1）からたこつぼ心筋症と命名されました．

とても強いストレスによる過剰なカテコラミン刺激で発症するとされていますが，原因がわからないことも30％程度[1]あります．また男女比は1：9といわれており，試験問題としては「比較的高齢の女性が強いストレスを感じるイベントがあった」などの病歴が提示されることが予想されます（→p180 心電図判読に必要な臨床的知識のまとめ参照）．

たこつぼ心筋症は急性期とそれ以降で所見が変化し，特に急性期は急性前壁心筋梗塞との鑑別が重要となります（図2）．急性期のたこつぼ心筋症では広範なST上昇がみられるものの，**鏡面像がないこと，V₁誘導のST上昇がみられないこと，aV_R誘導のST低下があること**がポイントです．

なお，亜急性期には，ST上昇は改善し，本症例のように**巨大陰性T波（>10 mm）**と**QT延長**がみられるようになります．

ちなみに，たこつぼ心筋症はネガティブな出来事や合併疾患（重症外傷など）がきっかけに発症することが多いですが，「会社での昇進」や「孫の結婚式」など，ポジティブな出来事でもトリガーになることが知られています（"happy heart syndrome"とよばれています）[3]．

解答 ③たこつぼ心筋症

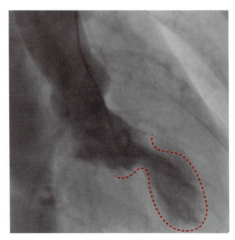
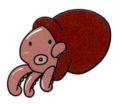

図1 たこつぼ心筋症の左室造影所見

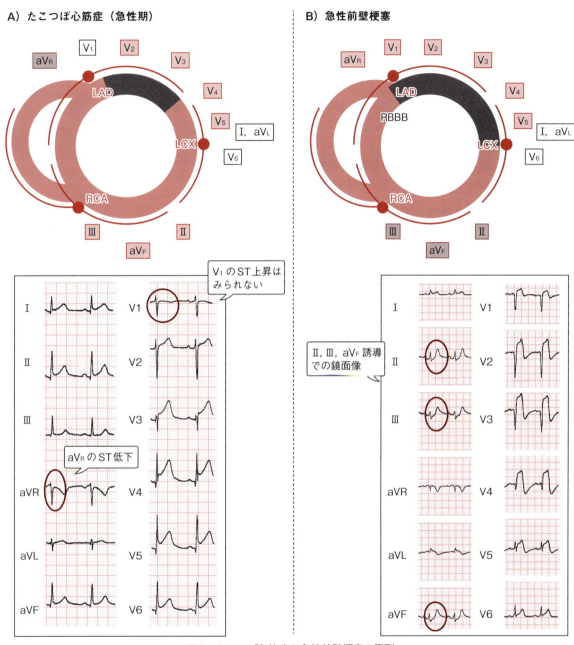

図2 たこつぼ心筋症と急性前壁梗塞の鑑別
（心電図は文献2を参考に作成）

75

攻略ポイント

● 急性期のたこつぼ心筋症の所見

　①広範な ST 上昇

　②対側誘導での ST 低下（鏡面像）がみられない（急性前壁心筋梗塞との鑑別）

　③aV$_R$誘導の ST 低下あり，V$_1$誘導の ST 上昇なし（急性前壁心筋梗塞との鑑別）

● 亜急性期のたこつぼ心筋症の所見

　①ST 上昇は改善

　②巨大陰性 T 波（> 10 mm），QT 延長

参考文献

1）Sharkey SW, et al：Acute and reversible cardiomyopathy provoked by stress in women from the United States. Circulation, 111：472-479, 2005（PMID：15687136）

2）Ogura R, et al：Specific findings of the standard 12-lead ECG in patients with 'Takotsubo' cardiomyopathy: comparison with the findings of acute anterior myocardial infarction. Circ J, 67：687-690, 2003（PMID：12890911）

3）Stiermaier T, et al：Happy Heart Syndrome: Frequency, Characteristics, and Outcome of Takotsubo Syndrome Triggered by Positive Life Events. JACC Heart Fail, 10：459-466, 2022（PMID：35772855）

〈萬納寺洋士〉

C. 器質的疾患

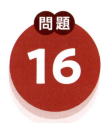

問題 16
30代男性．飛行機を降りた直後に胸痛，息切れ症状が出現し，救急車を要請．救急外来での心電図を示す．最も疑われる疾患はどれか．

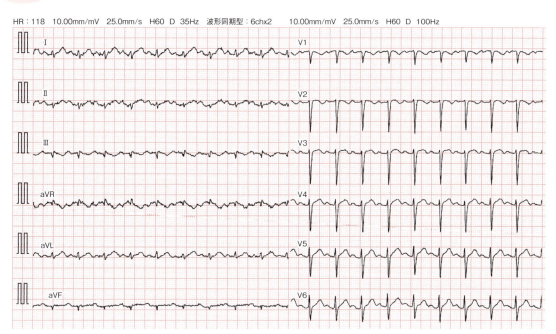

選択肢　①急性心筋梗塞　②急性大動脈解離　③肺塞栓症　④拡張型心筋症　⑤肥大型心筋症

肺塞栓症の攻略法

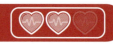

　本症例は特徴的な病歴から肺塞栓症の可能性を強く疑います．実際に肺塞栓症の心電図所見が認められるか，確かめるつもりで判読を開始しましょう．RR間隔は3マス以内であり洞性頻脈，またⅠ誘導の深いS波とⅢ誘導のQ波と陰性T波が認められ，これらはSⅠQⅢTⅢパターンとよばれています．前胸部誘導での陰性T波は右室負荷所見であり，すべて肺塞栓症に矛盾しない所見です．したがって，特徴的な病歴心電図所見から，正解は③肺塞栓症と即診断できます．

　肺塞栓症では下肢静脈にできた血栓が血流に沿って流れ，右心系を通り肺動脈につまることで循環不全をきたします．肺動脈閉塞の程度によりますが，心電図検査の感度は30〜80％程度とそう高くないため，本邦ガイドラインでも検査前確率を重視する旨が明記されています．SⅠQⅢTⅢパターン，前胸部陰性T波といった特徴的な所見とあわせて，病歴を聞いた時点でピンとくることが攻略のポイントとなります[1]（→p180 心電図判読に必要な臨床的知識のまとめ 参照）．

　なお，肺塞栓症の一部は慢性化し，慢性血栓塞栓性肺高血圧症（chronic thromboembolic pulmonary hypertension：CTEPH）へ移行することがあります．その場合は，慢性的な肺高血圧にさらされると右室が鍛えられて肥大をきたすため右室負荷所見（図）を呈します（→p25 問題3参照）．

解答 ③肺塞栓症

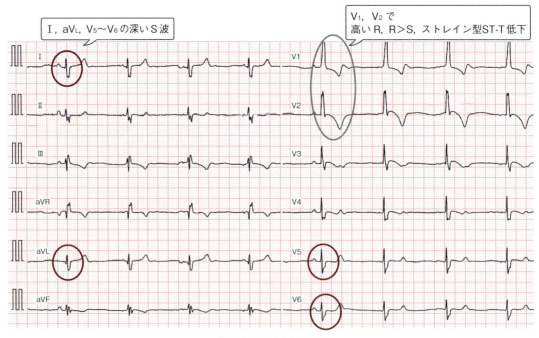

図　CTEPHの心電図

> **攻略ポイント**
>
> **肺塞栓症を疑う病歴に次の所見がみつかれば，即診断**
>
> ① 洞性頻脈
>
> ② ＳⅠQⅢTⅢパターン
>
> ③ 前胸部誘導の陰性Ｔ波

参考文献

1) Kumasaka N, et al：Clinical features and predictors of in-hospital mortality in patients with acute and chronic pulmonary thromboembolism. Intern Med, 39：1038-1043, 2000（PMID：11197786）

〈萬納寺洋士〉

SNSを使った学習

　SNS（social networking service）では活発に情報交換が行われており，医療従事者向け研究会の案内や学会発表，めずらしい症例の紹介など普段はアクセスの難しい情報も数多く流れています．また心電図界隈は比較的治安がよく，迷ったことをすぐ教えてくれる心電図プロ達が多数在籍（？）しています．情報の取捨選択や個人情報の取り扱いといった注意が必要ですが，上手に付き合えば効率的な知識の更新，モチベーションの維持にはもってこいです．著者もそれぞれSNSでの活動をしていますので，ぜひご参照ください．

〈萬納寺洋士〉

第 1 章 解きながら身につける心電図判読力

D. 不整脈

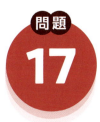

問題 17

40代女性．婦人科手術の術前精査で心電図異常を指摘された．
心電図所見として正しいのはどれか．2つ選べ．

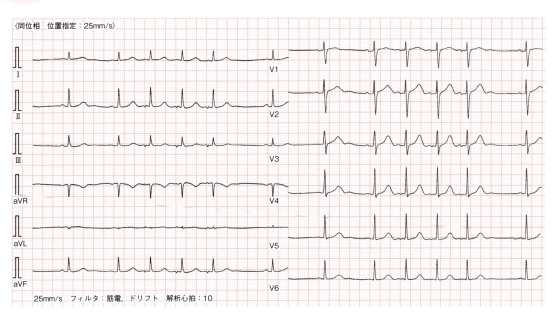

選択肢 ①洞調律　②心房期外収縮　③心室期外収縮　④1度房室ブロック　⑤2度房室ブロック

心房期外収縮の攻略法
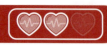

　本症例では，洞調律のなかにタイミング異なる波形が出現しています．P波を確認しやすいⅡ誘導，V₁誘導を見てみると，3拍目から明らかに洞調律よりもタイミングの早い，洞調律時とは形態の異なるP波，すなわち心房期外収縮（premature atrial contraction：PAC）が出現しています．したがって，正解は①と②になります．

　PACは上室性の興奮なので基本的には洞調律と同様のQRS波形となりますが，連結期が短くなると（タイミングが早くなると），心室が興奮した後の心室不応期（心筋が一時的に興奮しなくなる時期）に突入してしまいますので，QRS波形が変化することがあります．これを変行伝導（aberrant conduction）とよびます．一般的に右脚は左脚に比べて不応期が長いため，右脚ブロックを呈することが多いです（図1）．

解答 ①洞調律，②心房期外収縮

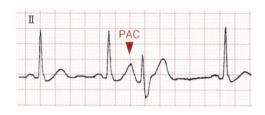

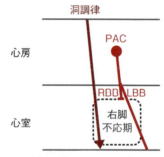

図1　変行伝導による右脚ブロック
洞調律によって心室が興奮し，その後，右脚・左脚ともに不応期に入るが，右脚は不応期が長い．そのため，早いタイミングでPACの興奮が心室に入ると，QRS波は右脚ブロック波形を呈する．
RBB：right bundle branch（右脚）
LBB：left bundle branch（左脚）

演習問題

問題 1 70代男性．かかりつけ医で高度徐脈と診断された．心電図所見として**誤っている**のはどれか．

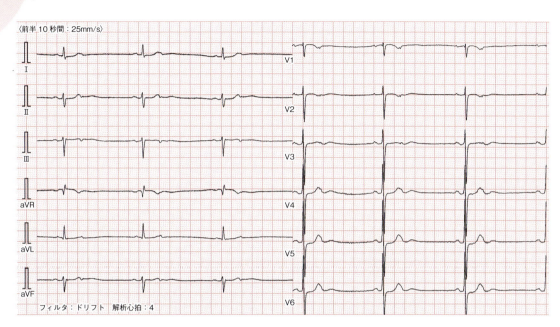

選択肢 ①洞調律　②心房期外収縮　③左軸偏位　④2：1房室ブロック　⑤陽性U波

解説　一見すると心拍数38回/分の洞性徐脈（調律診断は「洞調律」）ですが，V₁誘導のT波のなかに小さなnotchが見えます（図2）．T波がこのような性状になることはありません（→p29問題4参照）．また洞調律のリズムとは違うタイミングで出ていることから，これがPACであることがわかります．これは非伝導性心房期外収縮（blocked PAC/non-conducted PAC）とよばれるもので，心室不応期にPACによる興奮が心室に入っても心室が興奮できないため，QRS波が欠落してしまう現象です．したがって，誤った選択肢は，④2：1房室ブロックになります．

このように早いタイミングで出現するPACは，心房細動のtriggerとなることもあります（→p117問題25も参照）．図3の心電図のようにT波に重なることが多いことから，P on Tとも表現されます．

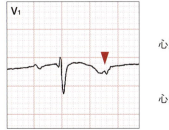
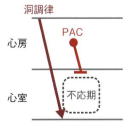

図2　非伝導性PAC

また，PACの起源推定も重要です．V₁誘導の波形を確認し，洞調律のときと同様に（→p21 問題2 参照），＋／－あるいは－なら右房起源，洞調律と正反対の－／＋または＋であれば左房起源です（図4）．Ⅰ，aV_L誘導は，左右どちらの肺静脈起源かを推定するのに有用です（Ⅰ，aV_L誘導で＋なら右肺静脈，Ⅰ，aV_Lで－なら左肺静脈）．上大静脈と右上肺静脈は解剖学的に近接していることから，しばしば波形がオーバーラップすることがあります．また，冠静脈入口部起源では，V₁誘導で＋になることに注意が必要です．

解答 ④2：1房室ブロック

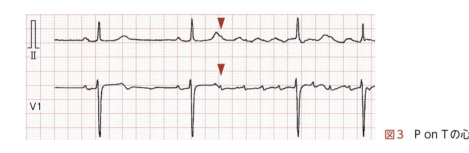

図3　P on Tの心電図

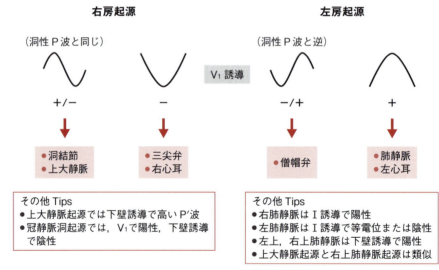

図4　PACの起源推定法

> **攻略ポイント**
> ①PACは出現するタイミングで右脚ブロック波形（＝変行伝導）となる，あるいはQRS波自体が出現しない（非伝導性PAC）ことがある
> ②PACはT波に重なることが多く，前後や他の誘導のT波と見比べて，隠れP波を探そう

〈矢加部大輔〉

第1章 解きながら身につける心電図判読力

D. 不整脈

問題 18 60代男性．健康診断で心電図異常を指摘された．心電図所見として正しいのはどれか．2つ選べ．

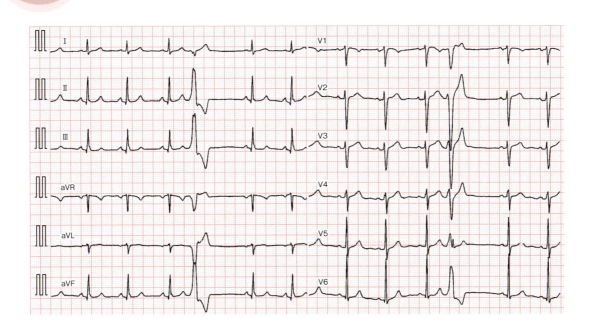

選択肢 ①心房期外収縮　②心室期外収縮，右室流出路起源　③心室期外収縮，左室流出路起源　④期外収縮，完全代償性　⑤期外収縮，不完全代償性

流出路起源心室期外収縮の攻略法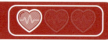

心室の構造は流出路とそれ以外で大きく異なります．このため心室期外収縮（premature ventricular contraction：PVC）の起源について，流出路とそれ以外に分けて考えることで推定しやすくなります．**まずⅡ，Ⅲ，aV_F誘導**をみます．Ⅱ，Ⅲ，aV_F誘導のQRS波が洞調律よりも高ければ流出路，または僧帽弁上側からのPVCを疑います．僧帽弁上側も房室結節よりも高い位置にあり，Ⅱ，Ⅲ，aV_F誘導が高くなります（図1）．ここから細かく起源を絞っていくアルゴリズムも多数存在しますが，試験においても実臨床においても，まずはおおまかに鑑別できることが重要です．以下のポイントに沿って起源を推定します．

【Ⅱ，Ⅲ，aV_F誘導が洞調律より高いPVCの判読のポイント（図2）】

① 移行帯で左右の判断：移行帯≦V_2の場合は左室流出路（LVOT）起源，移行帯≧V_4の場合は右室流出路（RVOT）起源と考えます．V_3の場合はどちらでもありうるため，洞調律との比較やⅠ誘導S波での検討となります[1, 2]．試験対策としては，移行帯が洞調律より前によっていればLVOT，Ⅰ誘導のS波がなければRVOTの2つを覚えておきましょう．次稿でお話ししますが，僧帽弁は心室の基部となるため胸部誘導はすべて陽性（positive concordant）となります．

② LVOT起源の場合：QRS波立ち上がりからR波頂点までの時間がQRS波全体の半分を超えていたら（MDI＞0.5），心外膜側を疑う所見となります（図3）．アブレーションは通常心腔内＝心内膜側からアプローチするため，心外膜側を起源とするものは心外膜アプローチなどの検討が必要となり要注意です．

③ RVOT起源の場合：Ⅱ，Ⅲ，aV_F誘導でnotchがみられれば自由壁起源を疑う所見となります．これは，自由壁では伝導路のある中隔まで到達するのに時間がかかるためです（図4）．

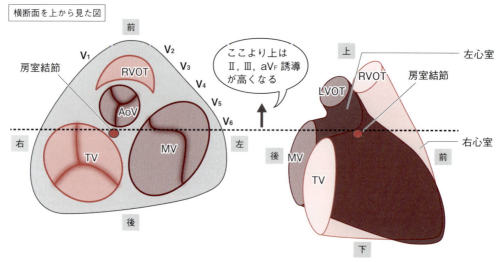

図1　PVCの起源の高さをイメージするための解剖
"Ⅱ，Ⅲ，aV_F誘導が高いPVC"のイメージ．房室結節の高さ（---）よりも上が起源のPVCでは，Ⅱ，Ⅲ，aV_F誘導でのQRS波高が洞調律と比較して高くなる．
AoV：大動脈弁，PV：肺動脈弁，MV：僧帽弁，TV：三尖弁

本症例においては，Ⅱ，Ⅲ，aV_F誘導のQRS波が洞調律より十分に高く，移行帯はV_5誘導であるためRVOT起源と判断します．またⅡ，Ⅲ，aV_F誘導でnotchがみられており，自由壁側起源と推定されます．
　なお，心臓に基礎疾患のない，特発性PVCの7割は流出路起源とされています．このため"いつもの波形"として流出路起源の特徴をとらえておくことでそれ以外の波形に気がつきやすくなります．

　また，PVCのもう1つの視点として，リズムを問われることがあります．間入性と完全代償，不完全代償性の違いは説明できるようにしましょう（図5）．

- **間入性**　　　：基本リズムを乱すことなく，期外収縮が入り込む．室房伝導のないPVCでみられる．
- **完全代償性**　：期外収縮により房室結節の不応期が生じるが，洞結節まで入り込まない．洞結節は影響を受けないため休止期は基本リズムの2倍となる．室房伝導のないPVCでみられる．
- **不完全代償性**：期外収縮の伝導が洞結節に到達する．洞結節がリセットされた時点からリズムをとるため休止期は基本リズムの2倍より短くなる．室房伝導のあるPVCでみられる．

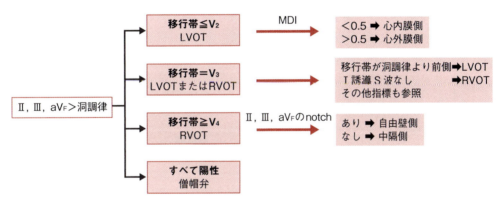

図2　"Ⅱ，Ⅲ，aV_F誘導の高いPVC"の起源の推定
RVOT : right ventricular outflow tract, LVOT : left ventricular outflow tract, MDI : maximam deflextion index

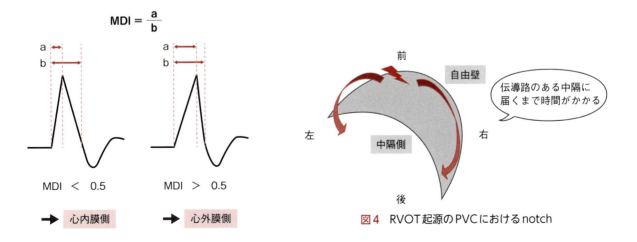

図3　LVOT起源のPVCにおけるMDI

図4　RVOT起源のPVCにおけるnotch

A) 間入性	B) 完全代償性 （完全代償休止期を伴うPVC）	C) 不完全代償性 （不完全代償休止期を伴うPVC）
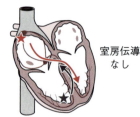 室房伝導なし	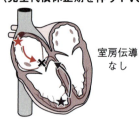 室房伝導なし	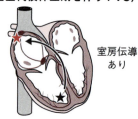 室房伝導あり
房室結節を不応期にするがすぐに伝導性回復	房室結節を不応期にして洞調律が伝わらない	房室結節を不応期にしてさらに洞結節をリセット，洞調律早め
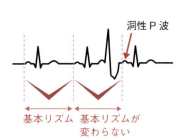	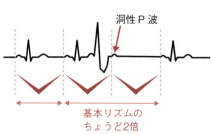	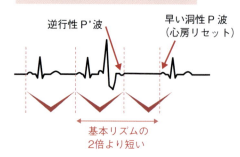

図5　PVCのリズムによる分類

　本症例は，基本リズムの2倍と等しくなるような休止期がみられており，完全代償性休止期を含む期外収縮となります．

解答　②心室期外収縮，右室流出路起源　④期外収縮，完全代償性

攻略ポイント

流出路起源は丸覚え！ それ以外の形にピンとくるようにする

QRS波が「Ⅱ，Ⅲ，aV_F誘導＞洞調律」なら流出路または僧帽弁上側

① 移行帯 ≦ V₂ なら，LVOT

② 移行帯 ＝ V₃ で洞調律より前側なら，LVOT．移行帯 ＝ V₃ でⅠ誘導S波なしなら，RVOT

③ 移行帯 ≧ V₄ なら，RVOT

④ 胸部誘導すべて陽性なら，僧帽弁

文献

1) Betensky BP, et al：The V(2) transition ratio: a new electrocardiographic criterion for distinguishing left from right ventricular outflow tract tachycardia origin. J Am Coll Cardiol, 57：2255-2262, 2011（PMID：21616286）
2) Ito S, et al：Development and validation of an ECG algorithm for identifying the optimal ablation site for idiopathic ventricular outflow tract tachycardia. J Cardiovasc Electrophysiol, 14：1280-1286, 2003（PMID：14678101）

〈萬納寺洋士〉

D. 不整脈

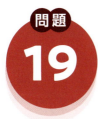

問題 19

動悸症状のため来院．心電図所見から不整脈の起源として最も可能性の高いものはどれか．

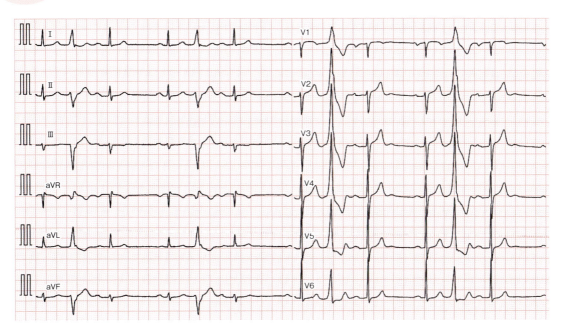

選択肢 ①心室期外収縮，His近傍起源　②心室期外収縮，僧帽弁起源　③心室期外収縮，左室流出路起源　④心室期外収縮，左室心尖部起源　⑤心房期外収縮

心室期外収縮（流出路起源以外）・心室頻拍の攻略法

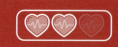

　心室期外収縮（PVC）の起源を問う問題です．PVCがあれば，まずⅡ，Ⅲ，aVF誘導を確認します（→p85 問題18参照）．本症例はこれらの誘導が洞調律より高くないため，PVCの起源は"流出路以外"となります．
　PVCの起源推定アルゴリズムは数多く報告されています．実臨床においては波形とアルゴリズムを照らし合わせながら推定起源部位を詰めていきますが，実際にアルゴリズムを暗記することは相当大変です．試験対策としては，各誘導から大きな電気の流れを追えることが大切です．
　"Ⅱ，Ⅲ，aVFの高くないPVC"における起源推定は，❶特殊なPVCを除外して，❷心室（左室，右室）の判定，❸深さ（基部，心尖部）の判定，❹左右の判定，❺上下の判定となります（図1）．

❶**特殊なPVCの除外**：特別なPVCとして，**His近傍，心外膜側**をおさえておきます．
　His近傍PVCを疑う所見のうち特異度が高いものは，
　　1）V₁誘導でQSパターン
　　2）Ⅰ誘導で広いR波
　　3）R波の高さがⅢ誘導＜Ⅱ誘導
　です．
　V₁誘導のQSパターンは中隔Kent束のΔ波と同様の所見と捉えると覚えやすいです．また，流出路起源PVCと同様に心外膜側ではMDI（→p85 問題18参照）が大きくなります．

❷**心室の判定**：左室起源のPVCでは電気が左室（後ろ）から右室（前）に流れるため，V₁は陽性となります．同様に右室起源のPVCでは電気が右室（前）から左室（後ろ）に流れ，V₁陰性となります．脚ブロックの際に伝導路がブロックされている側の心室に興奮が流れていくのと同様の興奮順序となるため，対側の脚ブロックパターンとなります．

❸**深さの判定**：左室起源のPVCについて，心基部からの興奮はV₁〜V₆の陽性波として記録されます（図2）．また心尖部起源ではV₅〜V₆は陰性波となります．中部では起源に近い部分がPVCの移行帯となるイメージをもちます．

❹**左右の判定**：Ⅰ，aVL誘導は左側から心臓をみる誘導となります．陽性であれば左室右側（＝中隔）から，陰性であれば左室左側（側壁）からの興奮となります（図3）．

❺**上下の判定**：左室は前壁が上側，後壁が下側となるため，Ⅱ，Ⅲ，aVF誘導で陽性であれば左室前壁から，陰性であれば左室後壁からの興奮となります（図4）．

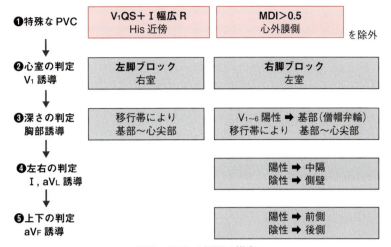

図1　PVCの起源の推定

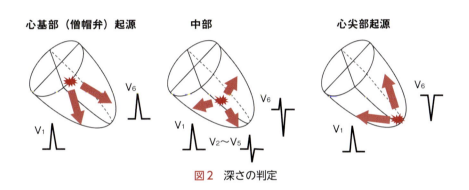

図2　深さの判定

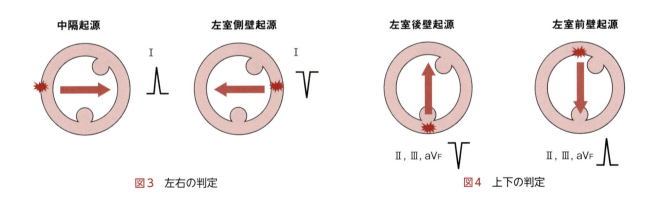

図3　左右の判定　　　　　　　　　　　　　　図4　上下の判定

　本症例は，❶特殊な波形ではなく，❷右脚ブロックパターン⇨左室，❸前胸部誘導がすべて陽性⇨左室基部＝僧帽弁，❹Ⅰ，aV_L陽性⇨中隔，❺下方誘導陰性⇨後壁であり，僧帽弁中隔後壁側となります．

解答 ②心室期外収縮，僧帽弁起源

演習問題

問題 1 70代男性．原因不明の動悸を主訴に当科紹介となった．心電図所見より心室頻拍の起源として最も可能性が高いものはどれか．

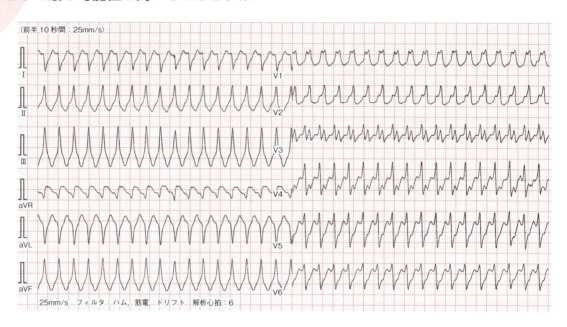

選択肢 ①右室前壁　②右室下壁　③心室中隔　④左室前側壁　⑤左室心尖部

解説 心室頻拍（ventricular tachycardia：VT）の起源推定も基本的にはPVCと同様になります．
　❶特殊な波形ではなく，
　❷右脚ブロックパターン⇨左室，
　❸V6 QSパターンではない⇨中部，
　❹Ⅰ，aVL誘導陰性⇨側壁，
　❺下方誘導（Ⅱ，Ⅲ，aVF）陽性⇨前壁
なので，正解は④左室前側壁となります．

解答 ④左室前側壁

問題 2 60代男性，心筋梗塞の既往あり．呼吸苦症状を主訴に救急外来を受診．心電図所見より心室頻拍の起源として最も可能性が高いものはどれか．

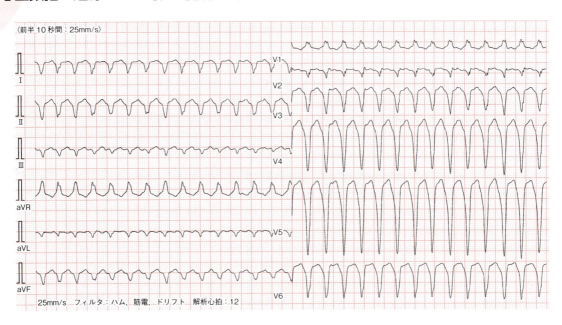

選択肢 ①右室前壁　②右室下壁　③心室中隔　④左室前側壁　⑤左室心尖部

解説　演習問題1と同様に考え，
　❶特殊な波形ではなく，
　❷右脚ブロックパターン⇨左室．
　❸V₆ QSパターン⇨心尖部
なので，正解は⑤左室心尖部となります．

解答 ⑤左室心尖部

問題 3 40代女性．心電図所見から不整脈の起源として最も可能性が高いものはどれか．

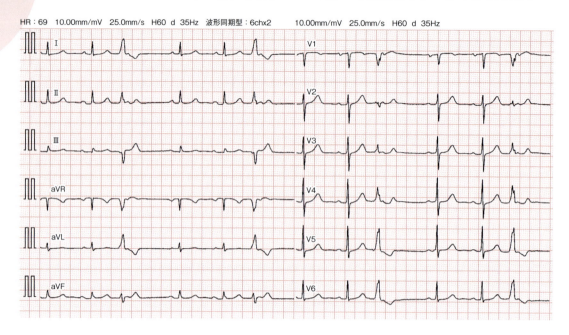

選択肢 ①心室期外収縮，His近傍起源　②心室期外収縮，僧帽弁起源　③心室期外収縮，左室流出路起源　④心室期外収縮，左室心尖部起源　⑤心房期外収縮

解説　本症例はⅡ，Ⅲ，aVF誘導が高くないもののうち，❶V1誘導QSパターン＋Ⅰ誘導幅広いR波とHis近傍パターンです．このV1にピンとくるのが大切です．

解答　①心室期外収縮，His近傍起源

攻略ポイント
● PVCとVTの起源は特徴的な波形を除外して，あとは各方向の流れを読む！

〈萬納寺洋士〉

D. 不整脈

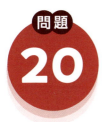

特に既往歴のない40代男性．動悸を主訴に救急外来を受診．頻拍の起源として正しいのはどれか．

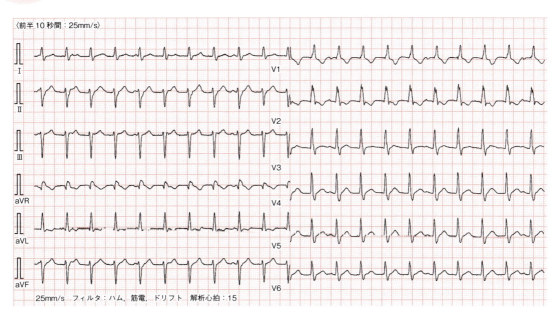

選択肢 ①左室流出路　②心室中隔　③左脚前枝　④左脚後枝　⑤左室心尖部

左室起源特発性心室頻拍（ILVT）の攻略法

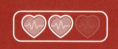

　本症例は，wide QRS頻拍を認めており，V₁誘導でP波を認めています（図1▼．キャリパーをあててみると，▽にもP波が隠れているのがわかります）．房室解離の所見であり，心室頻拍（ventricular tachycardia：VT）と診断できます（→p127 問題28参照）．背景疾患や既往症がなく，比較的若い症例に発症していること，そして，右脚ブロック・左軸偏位パターンであることから，左室起源特発性心室頻拍（idiopathic left ventricular tachycardia：ILVT）の診断です．頻拍回路の中に病的なプルキンエ線維を含むため，通常，VTには有効ではないベラパミルで頻拍を停止させることができます（即座に停止するのではなく，VTが徐拍化して停止するのも特徴）．そのため，ベラパミル感受性VTともよばれます．

　ILVTはその心電図の特徴から，**左脚後枝起源（右脚ブロック＋左軸偏位，または右脚ブロック＋北西軸）**と，**左脚前枝起源（右脚ブロック＋右軸偏位）**に分かれます（図2）．本症例では右脚ブロック＋左軸偏位であり，左脚後枝起源が考えられます．

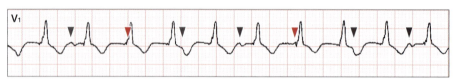

図1　V₁誘導で認められる房室解離

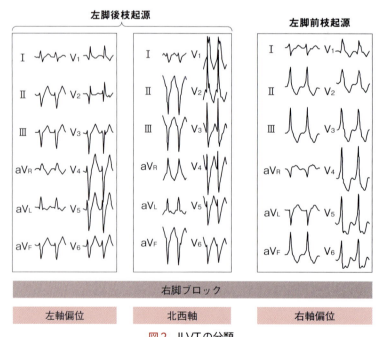

図2　ILVTの分類

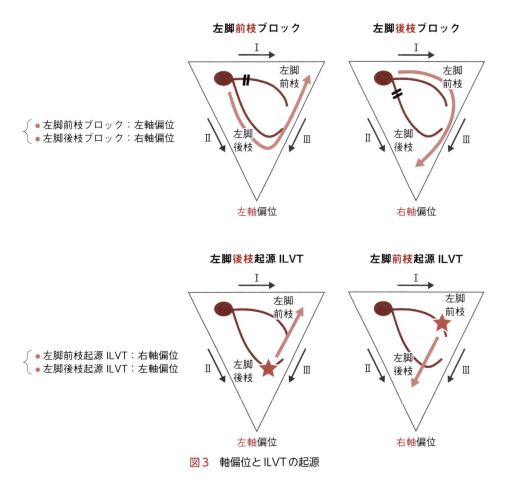

図3 軸偏位とILVTの起源

　これは丸暗記ではなく，図3のように可視化して考えたほうが理解しやすいでしょう．なぜなら，左脚前枝・後枝ブロック（→p29 問題4参照）とは，左右の軸偏位が逆になるためです．

解答 ④左脚後枝

攻略ポイント

● 比較的健康そうな若年患者に「右脚ブロック＋軸偏位」のwide QRS頻拍を見たら，ILVTの可能性を念頭におく

〈矢加部大輔〉

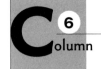

Column 6 ベラセン！

脚枝間リエントリー性心室頻拍（→p95 問題20 参照）はベラパミルで停止するためベラパミル感受性心室頻拍（通称ベラセン）ともよばれており，不整脈救急診療人気コンテンツの1つです．研修医の頃，循環器の先生がwide QRS頻拍をベラパミルで停止させた姿はとても格好よく見え，持ち歩いている小さな当直必携本には皆赤線を引いていました．最近はあまり抗不整脈薬を使い分けずに心室頻拍と思ったらⅢ群！という流れもありますが，その後の治療方針にかかわる一手ともなるため，血行動態が許すならばぜひ検討していただきたい治療の1つです．少量投与が基本で，頻拍が停止に至らなくても周期が延びればベラパミル感受性ありと判断してよいです．

〈萬納寺洋士〉

第1章 解きながら身につける心電図判読力

D. 不整脈

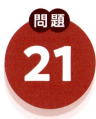

問題 21 80代男性．気分不良の精査目的に当科紹介となった．心電図所見として正しいのはどれか．

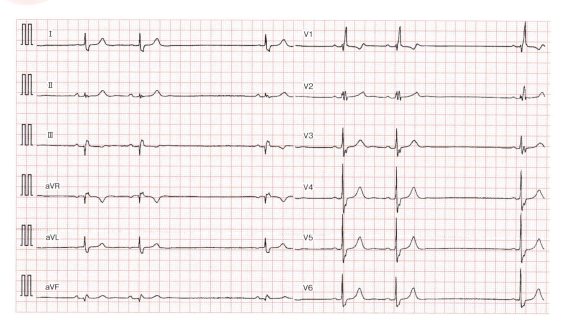

選択肢 ①洞不全症候群（Ⅰ型） ②洞不全症候群（Ⅱ型）・洞停止 ③洞不全症候群（Ⅱ型）・洞房ブロック ④洞不全症候群（Ⅲ型） ⑤非伝導性心房期外収縮

洞不全症候群の攻略法
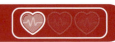

本症例は洞不全症候群の細かい分類を問う問題です．洞不全症候群（sick sinus syndrome：SSS）はRubenstein分類によって図1のⅠ～Ⅲ型の3つに分類されます．

　洞調律のうち，心拍数が規則正しく50回/分以下となるものは洞徐脈（Ⅰ型）となります．前触れなく突然P波が途切れるものはⅡ型です．Ⅱ型には洞停止と洞房ブロックがあります．洞停止は洞結節そのものに異常があるため，洞結節が時々興奮をやめるとP波が形成されず，PP間隔は不整（PP間隔が前心拍PPの2倍以上）になります．一方，洞房ブロックは洞結節自体には異常はありません．洞結節は一定のリズムで興奮していますが，その周囲に異常があるために結果として心房が興奮せず，P波が途切れます．このとき，2回に1回だけ洞結節周囲が興奮を伝導するようになると，PP間隔が前PP間隔のちょうど2倍になります．Ⅲ型は，何らかの心房性頻脈性不整脈が出現し，その停止時に長い心房停止を伴うものをいい，徐脈頻脈症候群ともよばれます．

　本症例では，PP間隔が延長しているためSSSと診断できますが，延長した部位のPP間隔が，もとのPP間隔の2倍以上であるため（図2），②の洞停止が正解です．

解答▶ ②洞不全症候群（Ⅱ型）・洞停止

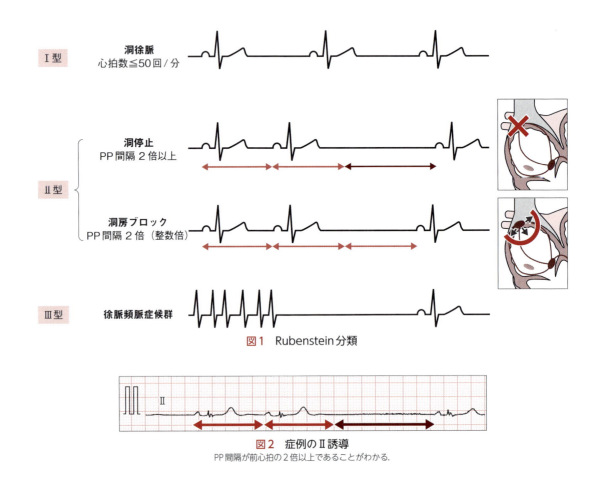

図1　Rubenstein分類

図2　症例のⅡ誘導
PP間隔が前心拍の2倍以上であることがわかる．

なお，徐脈ではしばしば補充収縮・補充調律を認めます．これは，徐脈により心拍出量が低下してしまうため，洞結節に代わって心室筋が"補助電源"として駆動する状態をいいます（図3）．この状態が1拍だけ出現した場合は，補充「収縮」（escape beat），2拍以上持続する状態は，補充「調律」（escape rhythm）と名前が変化します．さらにどの部位から補助電源が出ているかで「接合部」と「心室」に分けられます．心拍数が40回/分以上でnarrow QRS波形の場合は接合部起源，40回/分未満でwide QRS波形なら心室起源です．

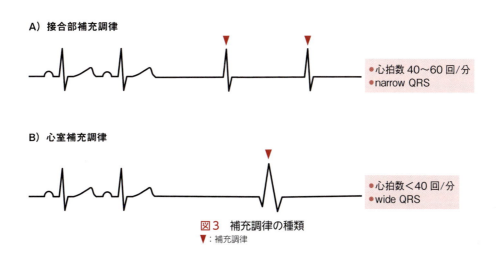

図3　補充調律の種類
▼：補充調律

演習問題は次ページ⇨

演習問題

問題 1 80代男性．急性心筋梗塞に対してPCIが施行され，その後CCUに入室となった．入室時の心電図を示す．心電図所見として正しいのはどれか．

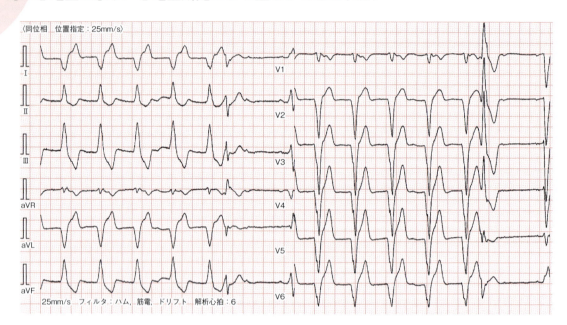

選択肢 ①心室期外収縮 ②接合部調律 ③促進性房室接合部調律 ④心室頻拍 ⑤促進性心室固有調律

解説 wide QRS波形で一見，心室補充調律のように見えますが，心拍数は40回/分を超えています．しかし，心拍数は100回/分以下と早くなく，心室頻拍とは言えません．この場合は心室固有調律と表現しますが，この選択肢のなかでは⑤促進性心室固有調律が正解です．心筋梗塞にカテーテル治療を施行している最中やその後に，血流が再開したときに認められることが多く，経過観察してよい心電図所見です．

解答 ⑤促進性心室固有調律

攻略ポイント

● Rubenstein分類のⅡ型において，PP間隔が2倍なら洞房ブロック，2倍以上なら洞停止

〈矢加部大輔〉

第 1 章 解きながら身につける心電図判読力

D. 不整脈

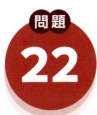

問題 22 80代男性. 健康診断で心電図異常を指摘された. 心電図所見として最も正しいのはどれか.

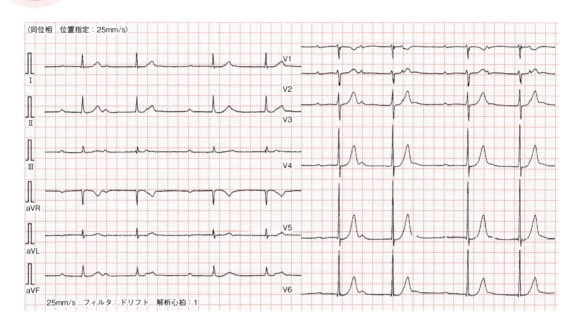

選択肢 ①1度房室ブロック　②Wenckebach型2度房室ブロック　③Mobitz型2度房室ブロック　④3度房室ブロック　⑤非伝導性心房期外収縮

房室ブロックの攻略法

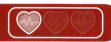

本症例は房室ブロックの分類を問う問題です．房室ブロック（atrioventricular block：AVB）は図の通り1～3型に分類されます．1型AVBは，PQ（PR）時間が200 ms（5マス以上）と延長しているものの一切変化しない状態をいいます．Wenckebach型2度AVBは徐々にPQ時間が延長し，QRS波が途絶するものです．Mobitz型2度AVBはPQ時間の延長はなく，突然QRS波が途絶し，His束-プルキンエ線維の異常であることが示唆されます．3度AVB（完全AVB）はP波とQRS波が完全に解離している（別々のリズムになっている）状態を指します．QRS波は接合部調律または心室調律の状態であり，正常な刺激伝導系から生み出される心室興奮ではないため，AVB発症前のQRS波とは異なる波形になることがあります．なお，2型の2：1AVB，高度AVB（3：1以上に房室伝導比が低下しているもの）は3度（完全）AVBと勘違いされやすいですが，**1回でも房室伝導がある場合は3度AVBとはいわない**ことに注意が必要です（言い換えると，RR間隔が不規則な脈の場合は，どこかで房室伝導がつながっている可能性を考慮しましょう）．

本症例の心電図もPQ時間が徐々に延長し，3拍目でQRS波が途絶していますので，②が正解となります．QRS波が途絶する前後のPQ時間を比較するとわかりやすいと思います．

解答 ② Wenckebach型2度房室ブロック

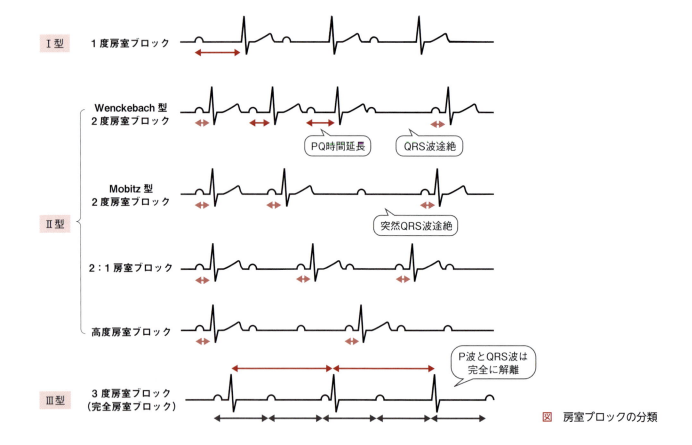

図　房室ブロックの分類

演習問題

問題 1 90代女性．近医でジギタリスを処方されている．ふらつきを主訴に救急外来を受診．心電図所見として誤っているものはどれか．2つ選べ．

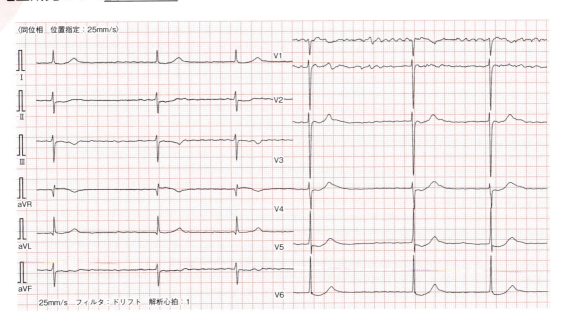

選択肢 ①心房細動　②左脚前枝ブロック　③完全房室ブロック　④心室補充調律　⑤盆状ST変化

解説　基本調律は心房細動です．左軸偏位を呈しており，左脚前枝ブロックの所見を認めます．V_5, V_6で盆状のST変化を呈しており，ジギタリス効果を示唆する所見です．RR間隔が不整であるため，完全AVBとはいえません．またQRS波はnarrowであり，心室補充調律も間違いです．したがって，本症例にあてはまらない所見は③④となります．

　なお，それまでRR間隔不整であった心房細動が突然RR間隔整となった場合，完全AVB，または心房静止（atrial standstill：心房の興奮が一切なくなった状態）を鑑別にあげる必要があります．

解答　③完全房室ブロック，④心室補充調律

問題 2　70代男性．くり返す失神で救急搬送となった．救急外来での心電図を示す．心電図所見として最適なものはどれか．2つ選べ．

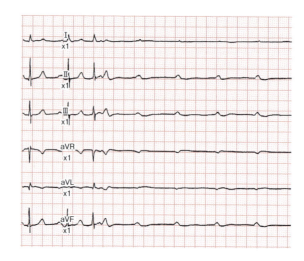

選択肢　①心房期外収縮　②心室期外収縮　③洞停止　④発作性房室ブロック　⑤完全房室ブロック

解説　心房期外収縮を契機に，QRSが完全に途絶し心停止をきたしています．完全房室ブロックと悩むかもしれませんが，そう診断するためにはQRS波形がP波と解離していることが再現性をもって認められなければ不自然です．「最適な」選択肢という意味では，発作性房室ブロックが正しい診断です．発作性房室ブロックは，心房または心室期外収縮を契機に長い心停止をきたすことが多く，しばしば外傷を伴う病歴があります．補充調律やペーシング後に一過性に房室伝導が回復する現象（Wedensky現象）もよく知られています．したがって，正解は①④になります．

解答　①心房期外収縮，④発作性房室ブロック

攻略ポイント
① P波とQRS波が完全に解離（かつQRS波が整）していれば，完全房室ブロック
② 心房細動が突然，整かつ徐脈になったら，完全房室ブロックまたは心房静止

〈矢加部大輔〉

第 1 章 解きながら身につける心電図判読力

D. 不整脈

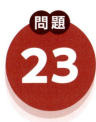

20代女性．動悸を主訴に循環器外来を受診した．心電図所見より副伝導路の位置として最も可能性が高いのはどれか．

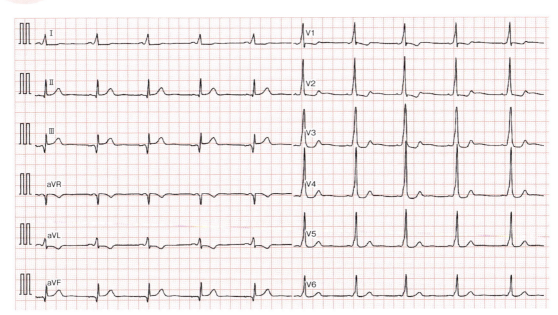

選択肢 ①左側壁　②左後壁　③前中隔　④後中隔　⑤右後壁

WPW症候群の攻略法

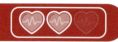

　WPW症候群では伝導時間の短い副伝導路（Kent束）を通るため，QRS波の前半成分でΔ波が出現しPQ時間が短縮します．QRSの後半成分は房室結節からの伝導と融合するため（図1），Kent束からの伝導成分としてQRS波前半20〜40 ms時点での極性で副伝導路の局在診断を行います（図2）．基本的には心室期外収縮と同様にV1誘導で左右，aVF誘導で前後を確認します（図3, 4）（→p89問題19参照）．実臨床ではアルゴリズムに沿って詳細な部位を推定しますが，試験対策としてはそこまでで十分です．まずはV1誘導のΔ波を見て，**Rであれば左側，rSであれば右側，Qであれば中隔**と判断します．またaVFのΔ波が**陽性であれば前側，陰性であれば後側．Ⅱ誘導が陰性となるものはより後ろ，心外膜**と考えます．さらに中隔ではⅢ誘導の高さで前中隔を判定します．

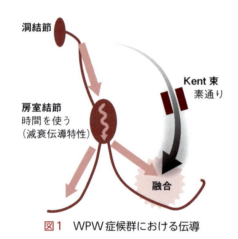

図1　WPW症候群における伝導

図2　Δ波の極性判定部位

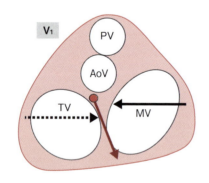

❶V1誘導で左右を確認

左側（→）：R，右側（┈▶）：rS，中隔（→）：Q

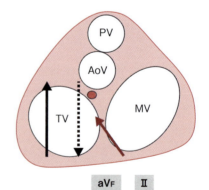

❷Ⅱ，aVF誘導で前後を確認

後側（→）：aVF陰性，前側（┈▶）：aVF陽性，
心外膜側（→）：Ⅱ陰性

図3　副伝導路の局在とΔ波の極性

Δ波の初期成分（20〜40 ms）で局在診断を行う

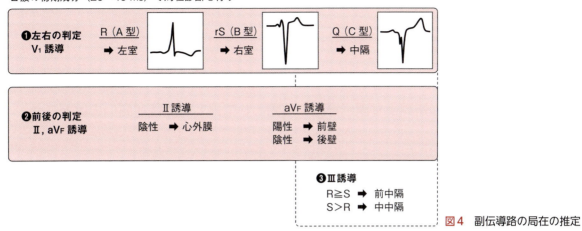

図4　副伝導路の局在の推定

　本症例を図3，4に沿ってみてみると，❶V₁誘導のΔ波はR波であるため左室側，❷aV_F誘導は陰性のため後壁側なので，②左後壁が正解となります．

解答　②左後壁

演習問題

問題 1　下記の心電図所見より副伝導路の位置として最も可能性が高いのはどこか．

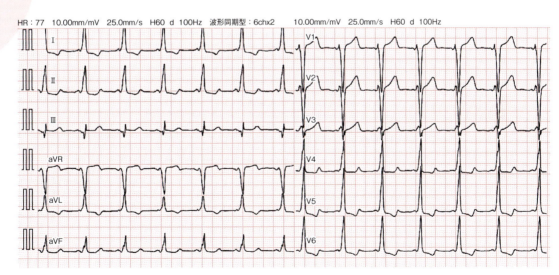

選択肢　①左側壁　②左後壁　③前中隔　④後中隔　⑤右前側壁

解説　図3, 4に沿って考えると，❶V₁誘導rSのため右側，❷aV_F誘導陽性のため前壁側で，したがって⑤右前側壁となります．

解答　⑤右前側壁

問題 2　下記の心電図所見より副伝導路の位置として最も可能性が高いのはどこか．

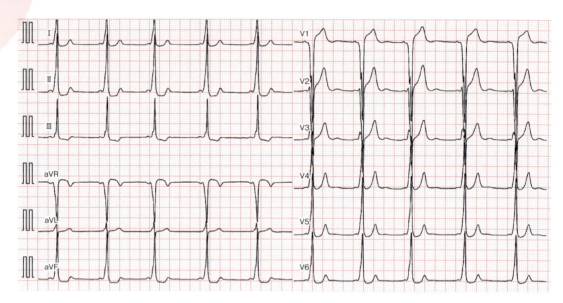

選択肢　①左側壁　②左後壁　③前中隔　④中中隔　⑤右後壁

解説　図3, 4に沿って考えると，❶V₁誘導QSのため右室側，❷aV_F誘導陽性のため前壁側となります．さらに，❸Ⅲ誘導でR＞Sであり，③前中隔と診断できます．

解答　③前中隔

攻略ポイント
- Δ波をみつけたら副伝導路の局在は，V₁誘導で左右，aV_F誘導で前後を確認（PVCと同様と覚えておく！）

〈萬納寺洋士〉

D. 不整脈

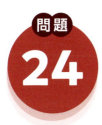

問題 24 60代男性．動悸を自覚し救急外来を受診した．最も疑われる不整脈はどれか．

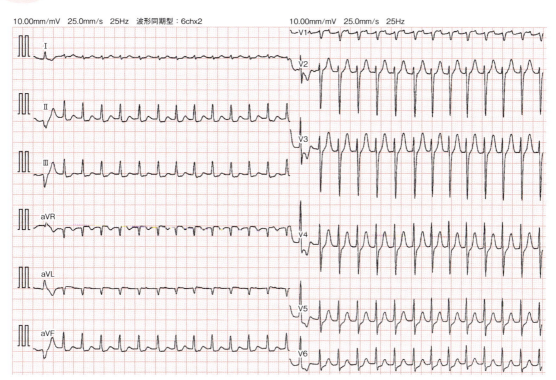

選択肢 ①房室結節リエントリー性頻拍 ②房室リエントリー性頻拍 ③心房頻拍 ④心房粗動 ⑤心房細動

narrow QRS頻拍の攻略法

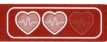

　本症例は，心電図検定では比較的難易度の高い，RR間隔が整のQRS幅の狭い頻拍（regular narrow QRS tachycardia）の問題です．まずこの頻拍を見たとき，逆行性P波（以下，P'波）を確認します．P'波は頻拍中の心房興奮を示しており，しばしば"下から上"に興奮しているため，Ⅱ誘導で陰性になります．RP'とP'Rを比較し，short RP'頻拍かlong RP'頻拍のどちらかに分類することで機序が大まかに推定できます．

　この心電図ではshort RP'ですので，通常型房室結節リエントリー性頻拍（通常型AVNRT）か房室リエントリー性頻拍（AVRT）のどちらかということになりますが（図1），"試験問題を解く"という観点からは，「P'波がよく見えない場合はAVNRT」「P'波が見え，かつRP'＞100 msの場合はAVRT」と考えてよいでしょう．小さなP'波が，AVNRTの場合はV₁誘導にr波，下壁誘導（Ⅱ，Ⅲ，aV F誘導）にs波として確認できることもあります．本症例では，V₁誘導にP'波を認めており，正解は②となります．そのほか，細かい鑑別は，表に示す所見が有用です[1]．

　また，V₁誘導のP'波の極性は陽性です．心房が左房から右房へ向かって興奮していることを示していますので，副伝導路は左側にあることが示唆されます[2]．

解答 ②房室リエントリー性頻拍

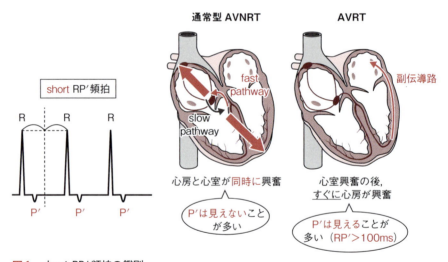

図1　short RP'頻拍の鑑別
AVNRT：atrioventricular nodal reentrant tachycardia，房室結節リエントリー性頻拍
AVRT：atrioventricular reciprocating tachycardia，房室リエントリー性頻拍

表 AVNRTとAVRTの鑑別点

	AVNRT（*n* = 93）	AVRT（*n* = 57）	*P* value
年齢（平均±SD，歳）	50 ± 10	37 ± 15	0.001
男性（%）	29	47	0.030
頻拍時心拍数（平均±SD，回／分）	175 ± 25	186 ± 26	0.013
逆行性P′波（%）	18	88	0.0001
RP′間隔＞100 ms（%）	13	79	0.0001
r′波（V$_1$）（%）	56	16	0.0001
s波（Ⅱ，Ⅲ，aV$_F$）（%）	40	21	0.018
notch（aV$_L$）（%）	41	10	0.0001
r′波（aV$_R$）（%）	67	10	0.0001
2 mm以上のST低下（%）	28	42	0.030
陰性T波（%）	11	21	0.080
ST上昇（aV$_R$）（%）	30	42	0.130
QRS alternans（%）	4	16	0.015

AVNRTは中年女性に多く，心拍数はAVRTより遅く，逆行性P′波はないか，あるとしてもRP′間隔は短い（V$_1$でr′波，下壁誘導でs波，aV$_R$誘導でr′波として確認できる）．
AVRTは若年男性に多く，心拍数はAVNRTより早く，ほとんどの症例で逆行性P′波がR波とは離れた位置に確認できる．
（文献1より引用）

演習問題

問題1 20代女性．動悸・胸痛を主訴に救急外来を受診した．最も疑われる不整脈はどれか．

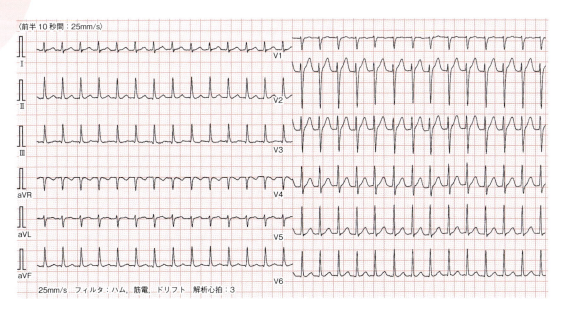

選択肢 ①房室結節リエントリー性頻拍　②房室リエントリー性頻拍　③心房頻拍　④心房粗動　⑤心房細動

解説 冒頭の症例と同様に regular narrow QRS 頻拍ですが，この心電図では P'波は明らかではありません．したがって，通常型 AVNRT の可能性が高く，答えは①です．

解答 ①房室結節リエントリー性頻拍

問題 2 60代男性．動悸を主訴に救急外来を受診したが，心電図記録中に頻拍の自然停止を認めた．Ⅱ誘導の心電図を示す．最も疑われる不整脈はどれか．

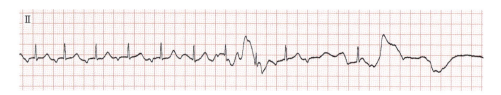

選択肢 ①通常型房室結節リエントリー性頻拍　②稀有型房室結節リエントリー性頻拍　③心房粗動　④心房細動　⑤心房頻拍

解説 P'波が RR 間隔の後半にある，long RP' タイプの頻拍です．long RP' 頻拍の鑑別は，心房頻拍（atrial tachycardia：AT），稀有型 AVNRT，AVRT（slow Kent）のうちいずれかです（図2）．本症例の重要なポイントは P'波を最後に頻拍が停止していることです．AT が P'波を最後に停止するには，「心房の興奮の停止」と「房室ブロック」が同時に起こるというきわめて高いハードルが必要であり，この場合，AT の可能性は低くなります．したがって，AVRT か稀有型 AVNRT のいずれかになりますが，AVRT は選択肢にありませんから，このなかでは②が正解となります．

頻拍の種類を予想することは実際の臨床では大変専門性が高く，私たち不整脈専門医も心電図と睨めっこしながら日々心臓電気生理学的検査（EPS）に臨んでいます．頻拍は開始時またはその停止時の所見が，鑑別に有用なことがあります．

解答 ②稀有型房室結節リエントリー性頻拍

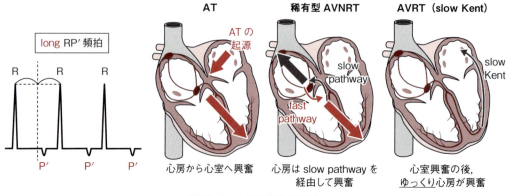

図2　long RP'頻拍の鑑別

12誘導心電図がないときのnarrow QRS頻拍の攻略法

　演習問題2のように，モニター心電図の単一誘導だけでも鑑別をある程度絞ることができます．この方法を理解するには心臓電気生理学の知識が必要で初学者には難易度の高いものですが，知っていると大変参考になります．

①頻拍開始時
- PACまたはPVCをきっかけに頻拍開始：AVNRTまたはAVRT
- PVCからATが起こることは稀
- 非通常型AVNRT（fast-slow）はPVCで起こることが多い
- PACのPR時間が延長して頻拍開始：AVNRTの可能性が高い（図3A）

②頻拍中
下記のいずれの所見も，ATを否定する所見（図3B）
AVNRTやAVRTでは，心室の興奮は次の心房興奮を規定するため，
- RR間隔が，後に続くP'P'間隔と一致
- RP'間隔が常に一定

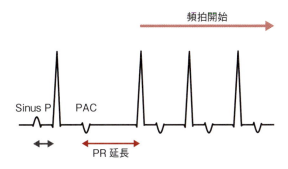

A) PAC後にPR延長
→AVNRTの可能性が高い

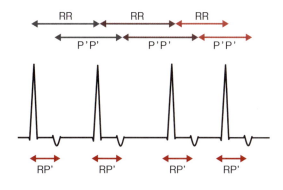

B) RR=次のP'P'，RP'一定
→ATは否定的

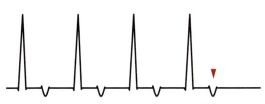

C) 頻拍がP'で停止
→ATは否定的

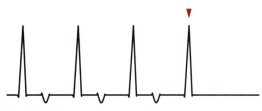

D) 頻拍がQRSで自然停止

図3　モニター心電図による鑑別法

③頻拍停止時

・Pで停止：ATは否定的（もしATなら，ATの自然停止と房室ブロックが同時に起こるというきわめて稀な事象が必要，**図3C**）

・Rで停止：すべての頻拍の可能性あり（**図3D**）

攻略ポイント

regular narrow QRS 頻拍は，

① short RP' 頻拍なら通常型 AVNRT か AVRT．さらに逆行性 P 波（P' 波）がなければ AVNRT

② long RP' 頻拍なら AT，稀有型 AVNRT，AVRT（slow Kent）から鑑別

参考文献

1) Haghjoo M, et al：Value of the aVR lead in differential diagnosis of atrioventricular nodal reentrant tachycardia. Europace, 14：1624-1628, 2012（PMID：22547768）

2) Tai CT, et al：A new electrocardiographic algorithm using retrograde P waves for differentiating atrioventricular node reentrant tachycardia from atrioventricular reciprocating tachycardia mediated by concealed accessory pathway. J Am Coll Cardiol, 29：394-402, 1997（PMID：9014995）

〈矢加部大輔〉

第 1 章 解きながら身につける心電図判読力

D. 不整脈

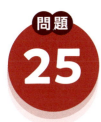

問題 25 50代男性．動悸症状のため来院．心電図所見として最も正しいのはどれか．

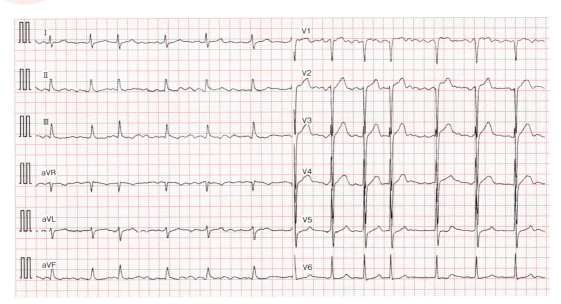

選択肢 ①心房細動　②通常型心房粗動　③非通常型心房粗動　④心房頻拍　⑤心房期外収縮

心房細動の攻略法
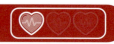

　P波が見えず基線の揺れ（f波）が見えていることから"心房細動！"と診断したくなりますが，一歩慎重になりましょう．

　心房細動は最も有名な不整脈ですが，診断は意外と難しく，平時からディバイダーを使って判読にとり組んでいるか否かで大きな差が出ます．心房細動の診断基準は，**①P波の消失，②RR間隔の絶対不整**です．本症例のように基線の細かな揺れ（f波）がみられることが多いですが，必須の所見ではありません．数年単位のものでは心房電位が荒廃し，f波はみられなくなります．絶対不整はディバイダーで確認をしましょう．違う間隔に見えても，リエントリー性の不整脈ではRR間隔が同じになる部分があります（→p125 問題27参照）．

　またf波の見えるRR間隔一定の心電図は心房細動と完全房室ブロックの合併を考えます（図1）．

　診断名として，7日以内に停止するものを発作性心房細動，7日を超えて持続するものを持続性心房細動，洞調律化せずそのまま経過観察とするものを慢性心房細動と分類します．

　心房細動の治療としてカテーテルアブレーションが行われています．主に肺静脈をカテーテルアブレーションにより電気的に隔離する，肺静脈隔離術が行われますが，心房細動の原因は1つではないため再発の可能性もあり，カテーテル治療が複数回に及ぶこともあります．

　また，心房細動中の心内電位を見ると，心臓の中は非常に細かく動いており（＞300回／分），房室結節がこの伝導比を落としている（減衰伝導）ことがわかります（図2）．このため，伝導比が落ちない副伝導路（Kent束）では心室レートが非常に高くなり心室細動に移行する危険があります．

解答 ①心房細動

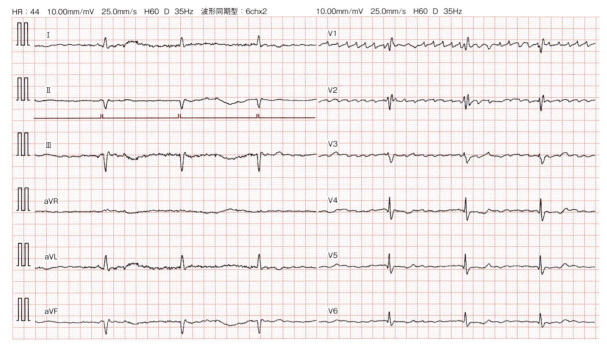

図1　心房細動と完全房室ブロックの合併例

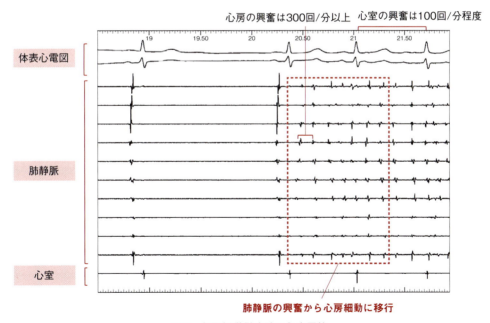

図2　心房細動発症時の心内電位

> **攻略ポイント**
> ①「P波の消失＋RR間隔の絶対不整」は心房細動
> ②RR間隔の絶対不整は必ずディバイダーで確認する！

〈萬納寺洋士〉

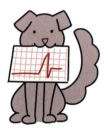

第 1 章 解きながら身につける心電図判読力

D. 不整脈

40代男性．動悸症状のため来院．心電図所見より最も疑われる疾患はどれか．

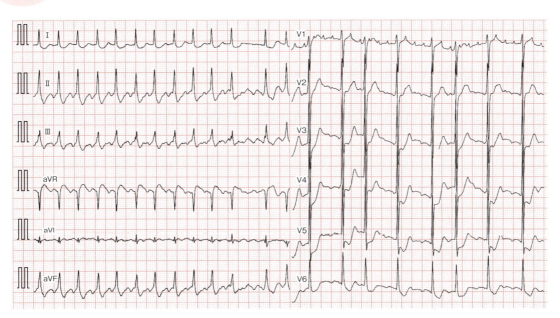

選択肢 ①通常型心房粗動　②非通常型心房粗動　③心房細動　④洞性頻拍　⑤房室リエントリー性頻拍

通常型心房粗動の攻略法
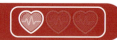

　本症例は，典型的な通常型心房粗動（common atrial flutter：cAFL）の反時計回転の心電図です．下方誘導（Ⅱ，Ⅲ，aV_F）で slow down, fast up の下向き鋸歯状波を認め（図1），**V₁誘導で比較的明瞭な陽性心房波，V₆誘導で陰性心房波**を認めます（図2）．また cAFL は三尖弁輪を反時計回転に回るので心拍数がほぼ決まっており，2：1伝導で150回／分，3：1伝導で100回／分程度になります．

　逆回転（時計回転）をすると下方誘導の鋸歯状波はわかりにくい形となりますが（図3），**V₁誘導陰性，V₆誘導陽性**となることで他粗動と区別します．

　なお，心房粗動とは，心房頻拍のうち粗動波（基線の揺れ）を伴い，心房細動ではないもの（RR間隔の絶対不整を伴わないもの）全般を指します．三尖弁輪以外にも僧帽弁輪や心臓手術の切開痕，アブレーション後のラインなどを回ることもあり，これらはまとめて非通常型心房粗動と分類されます（→p125 問題27参照）．

　次稿でお話しするように，**左房起源の不整脈はV₁〜V₆が陽性となります**．試験対策としてはもちろん，アブレーション治療戦略にもかかわる大事な所見なのでおさえておきましょう．

解答▶ ①通常型心房粗動

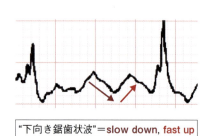

図1　cAFL の下方誘導

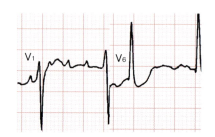

図2　cAFL の V₁，V₆ 誘導

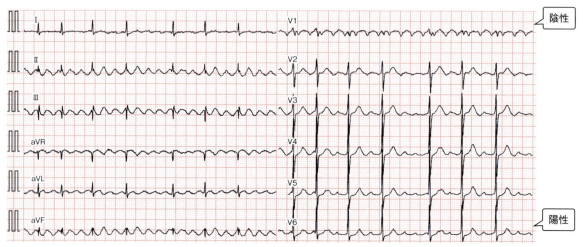

図3　時計回転の cAFL

攻略ポイント

● 通常型心房粗動（反時計回転）の心電図所見は，

　① 下向き鋸歯状波

　② V_1 で比較的明瞭な陽性心房波

　③ V_6 で陰性心房波

● 通常型心房粗動（時計回転）の心電図所見は，

　① 鋸歯状波の極性ははっきりしないが，

　② V_1 で陰性心房波

　③ V_6 で陽性心房波

〈萬納寺洋士〉

心電図モニターの落とし穴

筆者の研修医の頃の失敗談です．当直中に心房細動（atrial fibrillation：AF）の方が動悸を主訴に受診されました．シベンゾリンの点滴を行うと見事にAFは停止（図）！「ちょっと脈は早いけど洞調律に戻った」と判断し，後日循環器内科外来受診を指示しました．

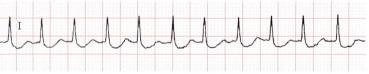

図 シベンゾリン投与後の心電図

後ほど，不整脈部門のチーフからお怒りの電話がかかってきました．実は洞調律と思っていた波形は心房粗動（atrial flutter：AFL）だったのです．モニター心電図だけで判断したため，典型的な鋸歯状波が確認できず，気づきませんでした．心房細動に抗不整脈薬を使用すると，複雑な不整脈回路が中途半端に整理整頓されてしまうため，右房のマクロリエントリーを形成し心房粗動になることがあります（Ic群の抗不整脈薬で起こりやすいことから"Ic flutter"とよばれます）．それからというもの，この話は，AFLのアブレーションに入るたびに後輩に言い伝えています．

〈矢加部大輔〉

第 1 章 解きながら身につける心電図判読力

D. 不整脈

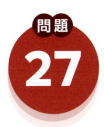

問題 27
50代女性．僧帽弁置換術後．心電図所見より最も疑われる疾患はどれか．

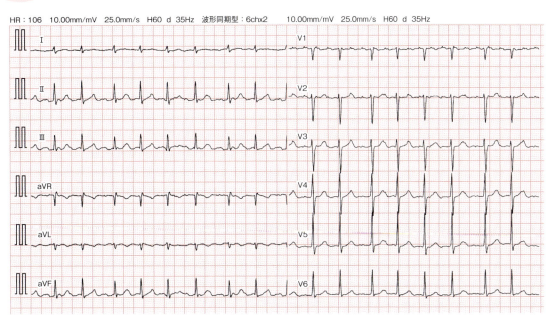

選択肢 ①通常型心房粗動 ②非通常型心房粗動 ③心房細動 ④洞性頻拍 ⑤房室リエントリー性頻拍

非通常型心房粗動の攻略法

本症例はRR間隔が不正であり，基線が揺らいで見えることから心房細動と診断したくなりますが，よく見るとレギュラーなF波がみられています（図）．またRR間隔は不整ですが，一定のリズムを保っており，心房細動の定義である"絶対不整"ではありません．基線のレギュラーなF波は心房の大きな興奮の流れであり，粗動波とよばれています．ただし，Ⅱ，Ⅲ，aV$_F$誘導での下向き鋸歯状波ではないため，非通常型心房粗動の診断となります．

また**胸部誘導V$_1$〜V$_6$がすべて陽性（positive concordant）の場合，左房起源の粗動と判断します**．12誘導で判読できるのはここまでで，明確な回路は心内電位での判断となります．

非通常型心房粗動が健常な心臓で出現することはきわめて稀です．本症例のように心臓外科術後やアブレーション後という単語は非通常型心房粗動を強く意識した問題文となります．

解答 ②非通常型心房粗動

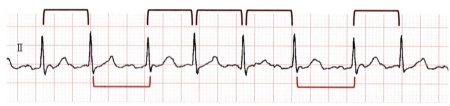

図　症例のⅡ誘導拡大図
RR間隔は絶対不整でないことに注意．

攻略ポイント

● 心房粗動を疑ったときの胸部誘導の見かた

V$_1$	V$_6$	
陽性（明瞭）	陰性	➡ 通常型心房粗動，反時計回転
陰性	陽性	➡ 通常型心房粗動，時計回転
陽性	陽性	➡ 非通常型心房粗動，左房起源

〈萬納寺洋士〉

D. 不整脈

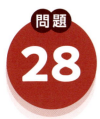

70代男性．冷や汗を伴う胸痛を主訴に救急外来を受診．心電図診断として正しいのはどれか．

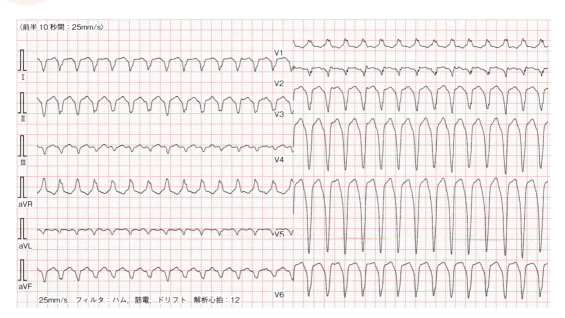

選択肢 ①心室頻拍　②心室細動　③変行伝導を伴う上室頻拍　④早期興奮を伴う上室頻拍　⑤偽性心室調律

wide QRS頻拍の攻略法

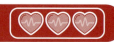

心電図検定の登竜門，wide QRS頻拍の問題です．wide QRS頻拍の場合，試験では「**上室頻拍（SVT）＋変行伝導 vs. 心室頻拍（VT）**」の鑑別，あるいは「**VTの起源**」の推定という2つのパターンで出題されます．SVT vs. VTの鑑別は，Brugadaアルゴリズム（図1）が最も有名です[1]．このアルゴリズムを見てみると難しい印象を受けますが，要約すると"見つけたら一発でVTと診断できる，ラッキー"な特異的所見の項目（図1中のⓐ〜ⓒ）と，それらがない場合に細かい精読を行う項目（図1ⓓ）に大別されます．

このアルゴリズムのⓐ〜ⓒはVTに特異的な所見ですが（図2），頻度は高くありません．ⓐはすべて下向きならnegative concordant，上向きならpositive concordantとよばれます．

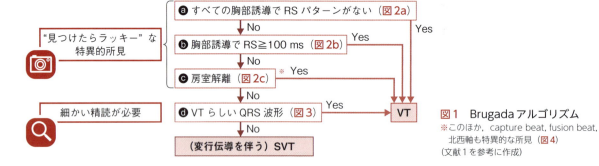

図1 Brugadaアルゴリズム
※このほか，capture beat, fusion beat, 北西軸も特異的な所見（図4）
（文献1を参考に作成）

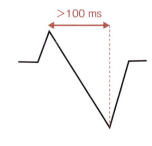

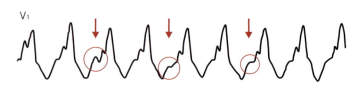

図2 VTに特異的な所見
（A：文献2を参考に作成，C：文献3を参考に作成）

覚えにくいのはアルゴリズム❹です．VTのなかには右脚ブロック（RBBB）もどき，左脚ブロック（LBBB）もどき，の波形があります．典型的な脚ブロック波形を頭に入れ，非典型的なものはVTとみなす，ということです（図3，→p29問題4，p33問題5参照）．

これ以外にも，VTと一発診断できる所見はいくつかあります（図4）．capture beat（捕捉収縮）は，洞調律がVTの合間をぬって刺激伝導系を捕捉した波形で，洞調律時のQRS波と一致します．fusion beat（融合収縮）は洞調律とVTが融合した波形になります．また，VT中の電気軸が北西軸であれば，それだけでVTの可能性が高くなります．

aV$_R$誘導だけでVTと診断するアルゴリズムも報告されています[4]．図5に示すStep 1～4のいずれかに該当すればVTと診断できます．Step 1に示すように単相性R波ならVTに特異的です．Step 3，4はいずれも，波形の初期成分がなだらかであることを示唆しています．このアルゴリズムをうまく活用するには，VT波形を全体的に見てQRSのはじまりを見極める必要があります（後述）．

前置きが長くなりましたが，冒頭の心電図をよく見るとwide QRS頻拍のなかにP波が隠れており（図6），房室解離の所見です．V$_5$，V$_6$もQSパターンとなっており，心室頻拍（左室心尖部起源）と診断できます．偽性心室調律は，薬物中毒や重症の心筋障害（虚血，心筋炎）などでQRS波がwideになり，一見VTのように認める病態です．この心電図では房室解離を認めるため，偽性心室調律は否定的です．

解答▶ ①心室頻拍

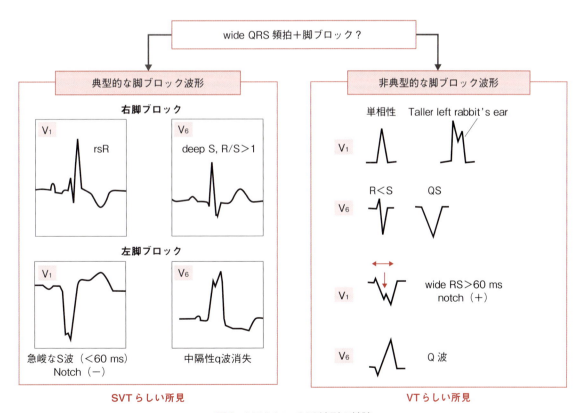

図3　VTらしいQRS波形の精読

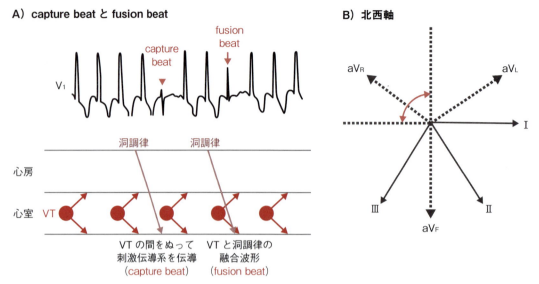

図4 VTと一発診断できる所見

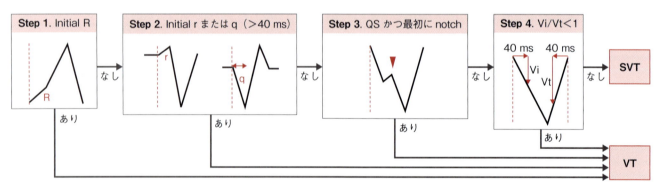

図5 aVRアルゴリズム
Step 1：最初にRから始まるものはVT
Step 2：最初にr，またはq波でも40ms以上の幅があればVT
Step 3：QSパターンで，かつ下行脚にnotchがあればVT
Step 4：QSパターンで，Vi/Vt＜1ならVT（つまり，下行脚がなだらか，上行脚が急峻という意味）
（文献4を参考に作成）

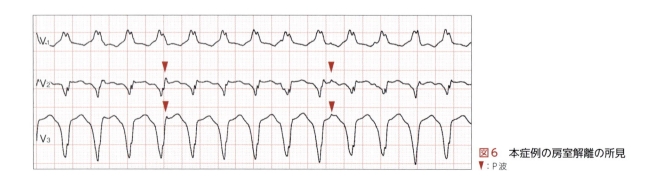

図6 本症例の房室解離の所見
▼：P波

演習問題

問題 1 下記の心電図所見よりVTとSVTのどちらの可能性が高いと考えられるか．

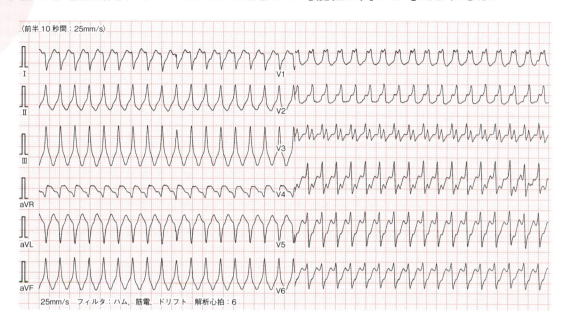

解説 この心電図では，房室解離など特異的所見を認めませんので，Brugadaアルゴリズムの❹の波形診断をしなければいけません．V₁誘導ではRBBBのような波形ですが，V₆誘導でR＜SであることからVTの可能性が高いことがわかります．

解答 VT

問題 2 下記の心電図所見よりVTとSVTのどちらの可能性が高いと考えられるか．

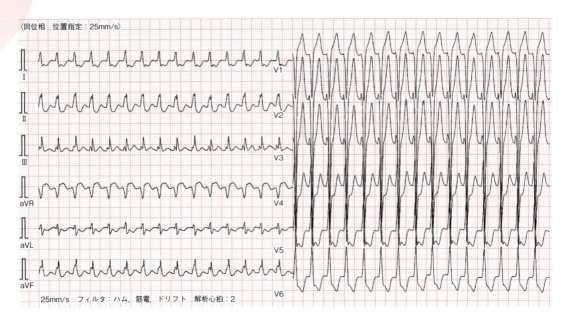

解説 この心電図も特異的所見はありません．V6誘導ではLBBB波形を示していますが，I，aVL，V5，V6誘導で中隔性q波の消失，V1で鋭く深いS波であり，いずれも典型的なLBBBの所見です（→p33 問題5参照）．したがって，この心電図はSVT（＋変行伝導）ということになります．

解答 SVT

問題 3 下記の心電図所見よりVTとSVTのどちらの可能性が高いと考えられるか．

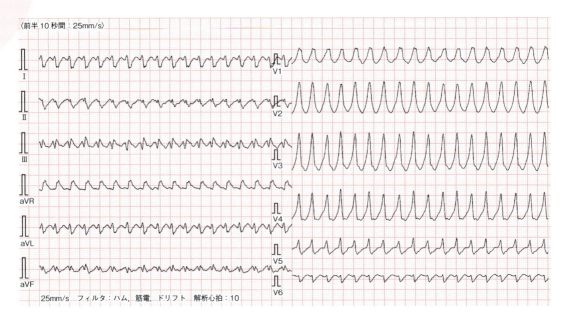

解説 難易度の高い問題で，心電図検定1級合格者でも正答できるかどうかは難しい所です．RBBB波形ですがV₆誘導でR＜Sであり，VTと診断したくなる心電図です．ですが，この症例は実際には左側副伝導路を順行伝導する心房頻拍（早期興奮を伴う心房頻拍）でした．心房細動を合併していたときの心電図を（図7）示します．

　早期興奮を伴うSVT（preexcited SVT, いわゆるpseudo VT）は鑑別がきわめて難しく，現行のアルゴリズムでも限界があります．preexcited SVTとVTの鑑別においてはSteurerアルゴリズムが有名で，(a) V₄～V₆誘導で陰性QRS波，(b) V₂～V₆誘導のどれか1つ以上でqRパターン，(c) 房室解離，の3つのうち1つ以上満たせばVTと診断するものです[5]．aVR誘導で単相性R波があるように見えますが，他の誘導を見ながら頻拍のはじまりに垂直な線を引いてみると，初期成分はq波であることがわかります（図8）．これは，aVRアルゴリズムのStep 2に該当しますが，preexcited SVTとVTの鑑別において，aVRアルゴリズムのStep 1以外の所見はVTの除外にはあまり有用ではないことが示唆されています[6]．preexcited SVTでは副伝導路を順行性に伝導し心室が興奮するため，必ず基部側から心室興奮が始まります．したがって，心基部起源VTのような波形（V₅, V₆がQSパターンではない）を見たときは，preexcited SVTの可能性も考えておきましょう（特に胸部誘導がpositive concordantの場合は左側副伝導路が疑われます）．

解答 SVT

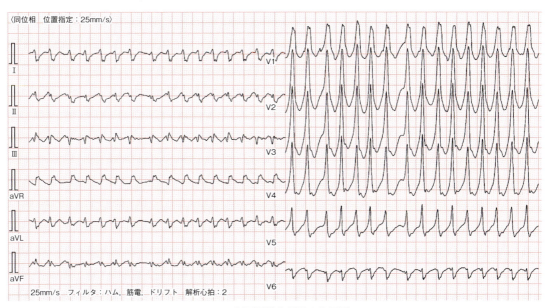

図7　心房細動合併時の心電図

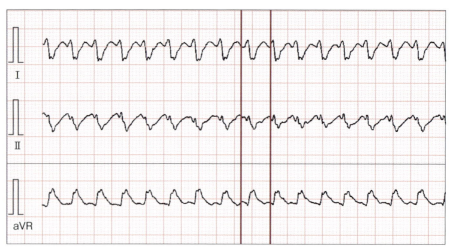

図8 頻拍時の初期成分の確認

> **攻略ポイント**
> ① concordant，RS＞100 ms，房室解離などはVTの特異的所見
> ② 典型的な脚ブロック波形に見慣れて（→p29 問題4，p33 問題5参照），VTの鑑別に生かす

参考文献

1) Brugada P, et al：A new approach to the differential diagnosis of a regular tachycardia with a wide QRS complex. Circulation, 83：1649-1659, 1991（PMID：2022022）
2) Brugada J, et al：2019 ESC Guidelines for the management of patients with supraventricular tachycardiaThe Task Force for the management of patients with supraventricular tachycardia of the European Society of Cardiology (ESC). Eur Heart J, 41：655-720, 2020（PMID：31504425）
3) Life in the Fast Lane
https://litfl.com/vt-versus-svt-ecg-library/
4) Vereckei A, et al：New algorithm using only lead aVR for differential diagnosis of wide QRS complex tachycardia. Heart Rhythm, 5：89-98, 2008（PMID：18180024）
5) Steurer G, et al：The differential diagnosis on the electrocardiogram between ventricular tachycardia and preexcited tachycardia. Clin Cardiol, 17：306-308, 1994（PMID：8070148）
6) Jastrzębski M, et al：Specificity of wide QRS complex tachycardia criteria and algorithms in patients with ventricular preexcitation. Ann Noninvasive Electrocardiol, 23：e12493, 2018（PMID：28901670）

〈矢加部大輔〉

D. 不整脈

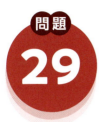

40代女性．早朝に失神したため精査目的に循環器外来を受診．心電図所見より最も疑われる疾患はどれか．

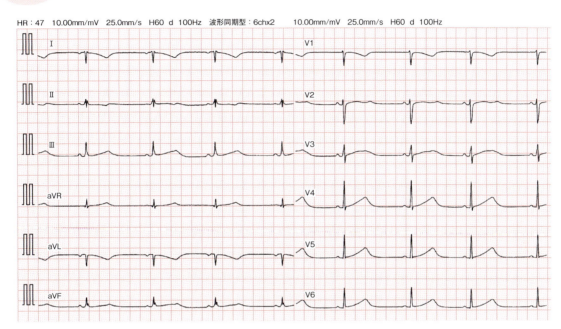

選択肢 ①不整脈原性右室心筋症　②Brugada症候群　③早期再分極症候群　④拡張型心筋症　⑤QT延長症候群

QT延長症候群の攻略法
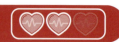

本症例では失神歴があり，さらに他疾患や薬剤など特別な誘因なく著名なQT延長を認めることからQT延長症候群（long QT syndrome：LQTS）の可能性を強く疑います．

先天性LQTSは遺伝子異常によりQT時間の延長と，torsade de pointes（TdP）とよばれる大きなうねりをもって変動する多形性心室頻拍が出現し（図），失神や突然死を引き起こす症候群です．原因遺伝子により10種類以上に分類されますが，一般臨床，試験においては頻度の高いLQT1～3の3種類の特徴をおさえておけば十分です（表）．QT延長はQTc＞500 msを1つの指標としていますが一般的にはQTがRR間隔の半分を超えたら長い！と判断します．

先天性QT延長症候群の診断は心電図所見と臨床症状，家族歴によるリスクスコアによるので，試験では，問題文に失神の既往などの病歴が示されることが予想されます．ほかにQT延長をきたす鑑別疾患としては電解質異常，薬剤性，心筋症などがあり，実臨床においても病歴は非常に重要です．また失神をきたす心疾患として，本設問の他選択肢についてもおさえておきましょう（→p139～143問題30～32参照）．

解答　⑤QT延長症候群

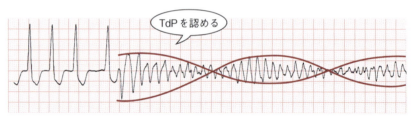

図　先天性LQTS症例におけるTdP

表　先天性LQTSのおさえておくべき分類と特徴

	LQT1	LQT2	LQT3
患者背景	10代までの男児	思春期以降の女性	特になし
QT延長の誘因	運動・水泳	音刺激・安静，徐脈	安静
T波の形態	幅広いT波	平低ノッチ型T波	長い等電位のST部分とT波のピークが後ろにある．遅発性T波

QT短縮症候群

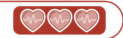

QT短縮症候群（short QT syndrome：SQTS）は，QTの著明な短縮を呈し，失神や突然死をきたす遺伝性心疾患です．稀な疾患ですが，試験では問われることがあります．20～40代の男性に多く，KチャネルまたはCaチャネルの遺伝子異常が原因となります．

SQTSは，「①QTc ≦ 330 ms」，「② 330 ms ＜ QTc ＜ 360 msのうち，VTまたはVFの既往，家族歴，遺伝子異常」のどちらかで診断されます．試験で，"突然死"や"失神"といった単語が出てきたらQTの延長だけでなく，QTの短縮にも注意をしましょう．

攻略ポイント

① "突然死" "失神"のワードが出たら，QTの延長・短縮を確認

② QTc ＞ 500 msで，
- 男児の幅広いT波ならLQT1
- 女性の平低ノッチ型T波ならLQT2
- 遅延性T波ならLQT3

③「QTc ≦ 330 ms」または「330 ms ＜ QTc ＜ 360 ms ＋ VT・VFの既往，家族歴，遺伝子異常」でSQTS

〈萬納寺洋士〉

atypical な不整脈は atypical な経過に注意

　p125 問題27では非通常型心房粗動（atypical atrial flutter：AAFL）がテーマになっていますが，AAFLは心房にある「何らかの傷跡」を回路の一部としていますので，多くの症例で開心術や心房アブレーションなどの既往歴があります（p180 心電図判読に必要な臨床的知識のまとめ参照）．しかし，そのような病歴がなくても，稀にAAFLを発症する患者さんがおられます．当然，カテーテルアブレーションで治療できるわけですが，心房の中をよく観察すると，右房側壁や左房前壁に広範な瘢痕組織を認めることが多いのです．それは心房が，何もしていなくても最初から傷んでいる，という状態を示しています．これは「心房心筋症」とよばれ，近年注目されている疾患概念です．多くの論文では，心房心筋症が不整脈を呈する場合は心房細動となることが多いと報告されていますが，以前，われわれは，特記すべき既往のないAAFL＝心房心筋症である，という概念を提唱しました[1]．既往歴のない方に心電図でAAFLを見つけたときは，なるべく長めにフォローアップをした方がよいのかもしれません．

参考文献
1) Yakabe D, et al：Long-term outcomes after catheter ablation for idiopathic atypical atrial flutter. Heart Rhythm：, 2024（PMID：38615868）

〈矢加部大輔〉

D. 不整脈

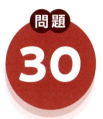

50代男性．心肺停止後蘇生され，集中治療室に入室した．その際の心電図所見を示す．最も疑われる疾患はどれか．

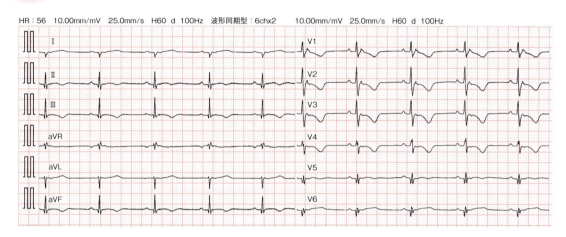

選択肢 ①不整脈原性右室心筋症　②Brugada症候群　③早期再分極症候群　④拡張型心筋症　⑤QT延長症候群

不整脈原性右室心筋症の攻略法
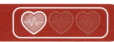

本症例はV₁〜V₃誘導でε波，V₁〜V₄誘導で陰性T波を認め，典型的な不整脈原性右室心筋症（arrhythmogenic right ventricular cardiomyopathy：ARVC）の心電図所見です．

ARVCは心筋細胞同士の接着に関わるデスモソーム蛋白の遺伝子異常から右室を中心に脂肪変性をきたす心筋症で，心室頻拍／心室細動の原因となります（図1）．右室は左室の右前側に張り付いているので，一般に右室にかかわる心電図の変化は前胸部誘導（V₁〜V₃）に生じます．ARVCは，①右側前胸部誘導（V₁〜V₃）におけるε波（図2），②左脚ブロック，上方軸の心室頻拍，③右側前胸部誘導（V₁〜V₃）あるいはそれを超えた誘導での陰性T波の心電図所見により診断に至ります．

また，心筋自体が変性しているので心電図変化の日内変動に乏しいことがチャネル病であるBrugada症候群との鑑別の一手となります．

試験では，**問題文に失神の既往や家族歴などの言及があることが想定されます**．

解答 ①**不整脈原性右室心筋症**

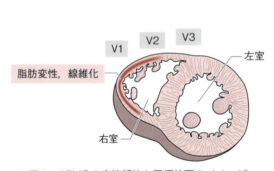

図1　ARVCの変性部位と電極位置のイメージ

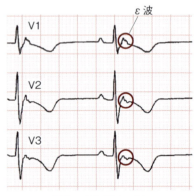

図2　ARVCのε波

攻略ポイント

"失神"＋下記①〜③の心電図所見でARVCを疑う
① 右側前胸部誘導（V₁〜V₃）におけるε波
② 左脚ブロック，上方軸の心室頻拍
③ 右側前胸部誘導（V₁〜V₃）あるいはそれを超えた誘導での陰性T波

〈萬納寺洋士〉

第1章 解きながら身につける心電図判読力

D. 不整脈

問題 31 20代男性．父親の突然死歴があり，病院受診を勧められ受診．心電図所見より最も疑われる疾患はどれか．

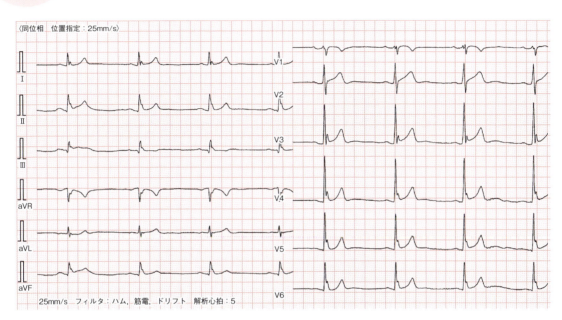

選択肢 ①不整脈原性右室心筋症　②Brugada症候群　③早期再分極症候群　④拡張型心筋症　⑤QT延長症候群

早期再分極症候群の攻略法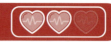

本症例は，Ⅱ，Ⅲ，aV_F誘導およびV₅〜V₆で0.2 mV近いJ点の上昇を認めており，早期再分極症候群（early repolarization syndrome：ERS）を疑う心電図所見です．

ERSはBrugada症候群と同じく突然死をきたす危険性のある心電図変化です．Brugada症候群との関連も示唆されており，あわせてJ波症候群と分類されることもあります．

ERSは**心電図所見＋臨床症状**（心室頻拍/心室細動や原因不明の心肺停止の既往）から確定診断に至ります．心電図としての診断基準は，①下壁または側壁の2つ以上の誘導で0.1 mV以上のJ点（QRS-ST接合部）上昇，かつ②J波を認めない誘導のQRS幅＜120 ms（脚ブロックなど伝導障害との鑑別）の2点です．J波にはスラー型とノッチ型があります（図）．心電図1枚では診断に至らないため，試験では**問題文に臨床症状に対する文言が入ることが予想されます．**

また，Brugada症候群と同様に心電図所見の日内・日間変動が大きいのも特徴です．低体温や徐脈でJ波が増高し，心室細動を誘発することがあります．

なお，ハイリスク症例の治療では突然死を予防するために皮下植込み型除細動器（ICD）の適応を検討する必要があります．

解答 ③早期再分極症候群

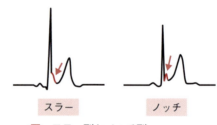

図 スラー型とノッチ型
ノッチ型の方が心室性不整脈のリスクが高い

攻略ポイント

ERSの診断基準は，心電図所見（下記①かつ②）＋臨床症状（心室頻拍/心室細動，心肺停止の既往）
① 下壁または側壁の2つの誘導で0.1 mV以上のJ点上昇
　＊特に下壁誘導＞0.2 mVは要注意
② J波を認めない誘導のQRS幅＜120 ms（脚ブロックを除く）

〈萬納寺洋士〉

D. 不整脈

30代男性．高熱のため受診．心肺停止の既往あり．発熱時および平時の心電図を示す．最も疑われる疾患はどれか．

発熱時

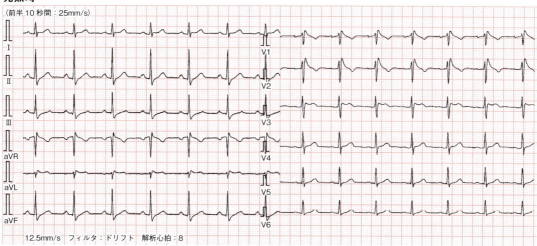

平時

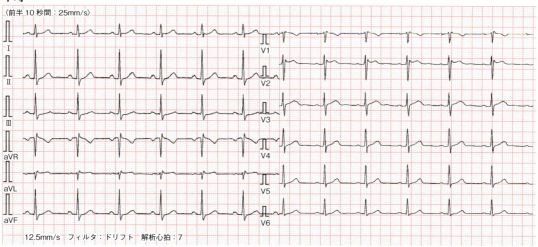

選択肢 ①不整脈原性右室心筋症　②Brugada症候群　③早期再分極症候群　④拡張型心筋症
　　　　⑤QT延長症候群

Brugada症候群の攻略法

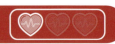

　発熱時に2mm以上のJ点の上昇およびcoved型（コブド型）のST上昇を認めており，Brugada症候群特有の心電図所見です．Brugada症候群は特徴的な心電図所見を呈し，主に若年〜中年男性が夜間突然死をきたす可能性がある疾患です．右室流出路付近の再分極様式異常が成因の1つと考えられています．このため前胸部誘導（V_1〜V_2）で変化がみられ，さらに通常よりも1〜2肋間高位でとると感度が上がります．

　Brugada症候群ではJ点が0.2 mV以上上昇し，ST部分の形式によって3つのタイプに分類されます（表）．

- type 1（coved型）：2 mV（2 mm）以上のJ点上昇と，陰性T波を伴う
- type 2, 3（saddle back型）：2 mm以上のJ点上昇あり，陰性T波は伴わない．
　　　　　ST終末≧1 mmでtype 2，＜1 mmでtype 3

　Brugada症候群はチャネル病のためコンディションによってST変化の変動があり，coved型心電図をもってBrugada症候群の診断となります．ST変化の変動がある点は通常の不完全右脚ブロックや不整脈原性右室心筋症（→p139 問題30参照）のような器質的疾患との鑑別になります．ピルシカイニド（サンリズム®）などの薬物負荷試験や，発熱・満腹などの変化，さらに平時でも日内・日間変動があり，何度も12誘導心電図を記録することが大切です．

　また，Brugada症候群は早期再分極症候群と違い，心電図所見のみで確定診断に至りますが，臨床的には無症候例に治療を行うことはありません．このため**問題文には臨床症状に対する文言が入ることが予想されます**．

解答 ② Brugada症候群

表　Brugada症候群の分類

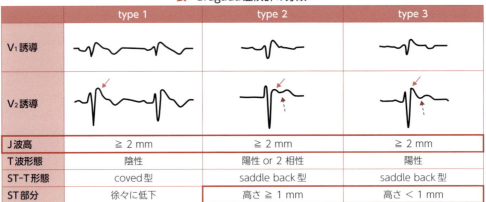

	type 1	type 2	type 3
J波高	≧ 2 mm	≧ 2 mm	≧ 2 mm
T波形態	陰性	陽性 or 2相性	陽性
ST-T形態	coved型	saddle back型	saddle back型
ST部分	徐々に低下	高さ ≧ 1 mm	高さ ＜ 1 mm

健診で見つかる頻度は0.5％前後．
type 1〜3に分類され，いずれもJ波の2 mm以上の上昇が認められる（→）．type 2はST部分の上昇が1 mm以上で，type 3では1 mm未満である（--▶）．

攻略ポイント

若年〜中年男性の失神／心肺停止の既往を示唆する病歴でBrugada症候群を疑い，下記の心電図所見がないかチェックする

coved型（type 1）：2 mm以上のJ点上昇と，陰性T波を伴う

saddle back型（type 2，3）：2 mm以上のJ点上昇はあるが，陰性T波を伴わない

〈萬納寺洋士〉

E. ペースメーカ波形

60代男性．ペースメーカ植込み手術を施行．心室ペーシングの部位として正しいのはどれか．

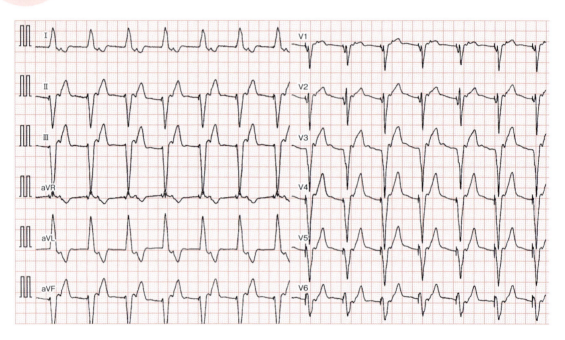

選択肢 ①右室心尖部 ②右室中隔 ③両心室 ④ヒス束 ⑤左脚領域

ペーシング波形の攻略法

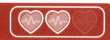

　ペースメーカ関連の心電図でよく出題されるのは，ペースメーカモードと作動状態，そして心室ペーシング部位です．通常ペースメーカにおける心室ペーシング部位は**右室心尖部**か**右室中隔**が選択されます．そのため，まずこの2つのペーシングにあてはまるか見てみます．

　右室心尖部ペーシングの場合は，下壁誘導（Ⅱ，Ⅲ，aV$_F$）とV$_4$〜V$_6$誘導でQSパターンになり，aV$_R$誘導で陽性，全体的にwide QRS波形になります（図1A）．しかし，左室の同期不全（dyssynchrony）を招きやすいこと，右室心尖部は壁が薄くリード留置の際に心タンポナーデのリスクがあることから，行われる機会は減ってきています．

　右室中隔ペーシングの場合は，比較的narrow QRS波形となり，左脚ブロックに似た波形となることが特徴です（図1B）．Ⅱ，Ⅲ，aV$_F$誘導の波形は，中隔のどの位置に入っているかで変わります（心基部に近ければ陽性＝下方軸，心尖部に近ければ陰性＝上方軸）．

　本症例は，下壁誘導，V$_3$〜V$_6$誘導でQSパターンであり，心尖部側から興奮している所見が認められます．したがって，正解は右室心尖部になります．

解答　①右室心尖部

A) 右室心尖部ペーシング

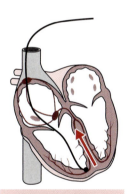
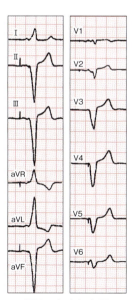

Ⅱ，Ⅲ，aVF：QSパターン
V$_4$〜V$_6$：QSパターン
wide QRS

B) 右室中隔ペーシング

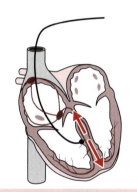
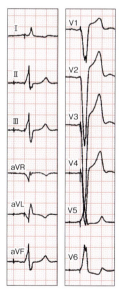

Ⅱ，Ⅲ，aV$_F$：さまざま
V$_5$〜V$_6$：陽性（左脚ブロック型）
narrow QRS（洞調律時よりwide）

図1　右室心尖部ペーシングと右室中隔ペーシングの特徴

演習問題

問題1 70代男性．慢性心不全で外来通院中．心室ペーシングの部位として正しいのはどれか．

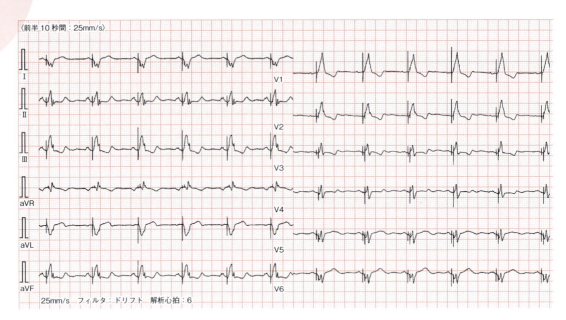

選択肢 ①右室心尖部 ②右室中隔 ③両心室 ④ヒス束 ⑤左脚領域

解説 この心電図でまず目につくのはV_1〜V_3誘導でのR波，I，aV_L誘導でのQSパターンですが，これは左室側壁側から興奮が始まっていることを示しており，これは左室ペーシング（両心室ペーシング）波形の特徴です．左室リード（冠静脈洞の分枝に留置されます）が心基部側だと前胸部誘導の多くが高いR波となり，心尖部側だとV_6誘導からQSパターンになります．両心室ペーシング波形は，もともとの心室内伝導障害の程度や右室ペーシングとの融合波形であり複雑で，あまり一般化はできません．しかし，Responder（両心室ペーシング後の心機能改善・左室の縮小）となる症例では，V_1〜V_2誘導で高いR波，またはnarrow QSパターンをとることが多いようです[1]．したがって，両心室ペーシング波形が正解です．

解答 ③両心室

問題 2 60代女性．慢性心不全で入院中にDDDペースメーカ植込み手術が施行された．心室ペーシングの部位として正しいのはどれか．

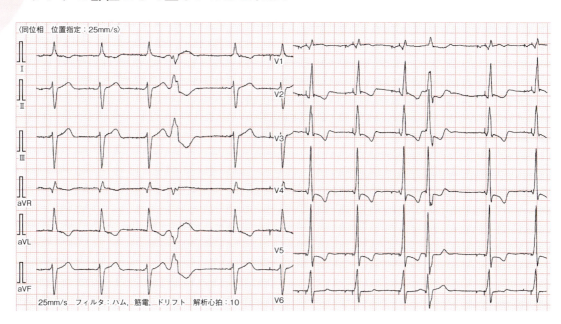

選択肢 ①右室心尖部　②右室中隔　③両心室　④ヒス束　⑤左脚領域

解説　最近では，刺激伝導系ペーシング（conduction system pacing：CSP）という手法も行われるようになりました．ヒス束や左脚領域にリードを挿入し，刺激伝導系を直接ペーシングするという手法です．ペーシングQRS波形がよりnarrowになり，左室全体を均一に興奮・収縮させ心機能を改善させることで，注目されています（図2）．ヒス束に近くなればなるほど，正常なQRS波に類似したnarrowな波形をとるようになります．左脚領域ペーシングの場合は，V_1誘導で右脚ブロックのような波形（qRまたはQr）になることが知られています（左脚が先に興奮しますので，必ず右脚および右室側中隔の興奮が遅れるためです）．本症例でも，V_1誘導でqR波形になっています．したがって，左脚領域が正解になります．

解答　⑤左脚領域

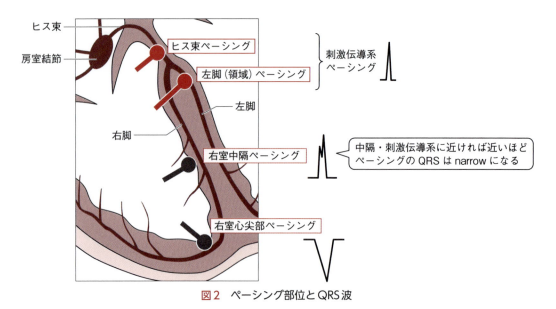

図2 ペーシング部位とQRS波

> **攻略ポイント**
> ① 右室心尖部ペーシングは，下壁誘導・V_4〜V_6でQSパターン
> ② 右室中隔ペーシングは，左脚ブロックに類似した波形

参考文献
1) Sweeney MO, et al：QRS fusion complex analysis using wave interference to predict reverse remodeling during cardiac resynchronization therapy. Heart Rhythm, 11：806-813, 2014（PMID：24462523）

〈矢加部大輔〉

第 1 章 解きながら身につける心電図判読力

E. ペースメーカ波形

90代男性．DDDペースメーカ植込み術後．頻回の失神発作で救急搬送となった．心電図所見として正しいのはどれか．2つ選べ．

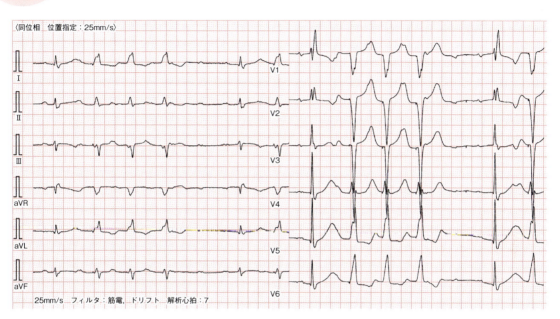

選択肢 ①右脚ブロック　②左脚ブロック　③心室期外収縮　④心室ペーシング不全　⑤心房ペーシング不全

ペースメーカ設定の攻略法

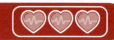

　ペースメーカのモードは，3文字または4文字のコードによって示されます．ここでは3文字のコードについて説明します．代表的なものにAAI，VVI，DDI，DDDがあります．最初の文字はペーシング部位，2番目はセンシング部位で，心房はA，心室はV，両方の場合はD，なしの場合はOと表記されます．3番目は作動様式を示し，自己脈やノイズを無視してとにかくペーシングするモードはO，自己脈がある場合にペーシングを控えるものはI，心房心室同期をするものはDと表記されます．ペーシングした場合，心電図上でスパイク波形が表示されます．

　まず，VOO（心室ペーシングだけを確実に行うモード）を考えてみましょう（図1A）．イメージ的にVOOは心肺蘇生に似ています．VOOだと自己脈があってもそれを無視してペーシングしてしまい，R on TやTorsade de Pointesのリスクがあり危険です（図1B）．自己の心室波をセンシングして心室ペーシングを抑制するのがVVIモードです（図1C）．心房で同じ考え方をしてみたものがAAIとなり，AAI＋VVIを両方併用するとDDI，心房興奮後に一定時間待ってから（AV delayとよばれます），心室ペーシングするモードがDDDです（図1D）．心房粗動や心房細動など，心房が頻回に興奮する状態だと，DDDにしておくと頻回の心房興奮をセンシングしながら，一定時間後に心室ペーシングするということが実質不可能であるため，ペースメーカは心房心室同期をやめてDDIモードに切り替わります（モードスイッチ）．

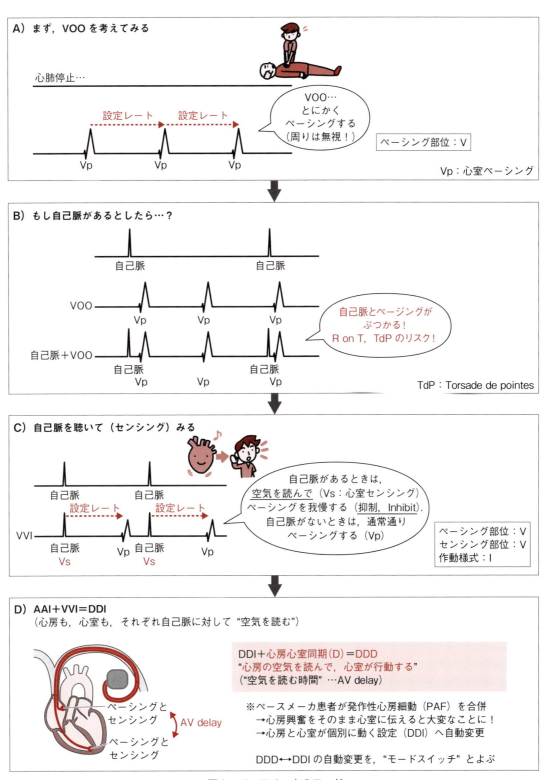

図1 ペースメーカのモード

説明が長くなりましたが，問題の心電図の拡大図（V₁）を図2に示します．1拍目は正常洞調律で心房，心室ともに自己脈であり，ペースメーカはセンシングしているのみ（As，Vs）です．2〜4拍目からは心房期外収縮をセンシング（As）し，それに追従して心室ペーシング（Vp）が行われています．このペースメーカはAV delayが300 msに設定されており，このAs-Vp間隔が長いことも説明がつきます．5拍目の心房期外収縮はペースメーカにとっての心房不応期にあるため，認識されていません（ペースメーカには，ブランキングや不応期があらかじめ設定されており，余計な情報をシャットアウトできるようになっています）．6拍目はP波の形態から心房期外収縮と考えられますが，それに追従して心室ペーシング波形の出現がなく，ペーシング不全と考えられます．したがって，正解は①と④になります．

解答 ①右脚ブロック　④心室ペーシング不全

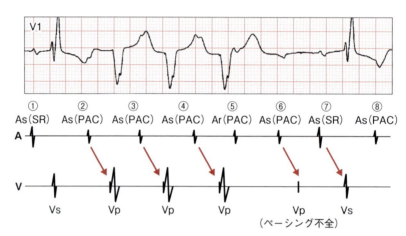

図2　症例のV₁誘導
As：心房センシング
Vs：心室センシング
Vp：心室ペーシング
Ar：心房不応期内センシング
SR：洞調律
PAC：心房期外収縮

演習問題

問題 1 80代女性．洞不全症候群に対してペースメーカ植込み（AAI）が施行された．定期外来での心電図を示す．ペースメーカの作動状況として最も適切なものはどれか．

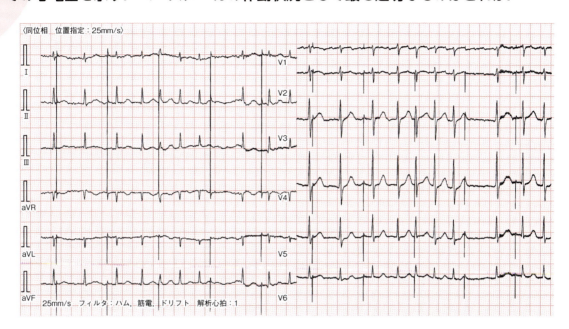

選択肢 ①正常作動　②心房ペーシング不全　③心房センシング不全　④心室ペーシング不全　⑤心室センシング不全

解説　問題でAAIモードと記載されていますが，心房細動調律であり，心房細動であることをペースメーカが認識できていない（センシング不全，アンダーセンシング）となっていることが考えられます．したがって，正解は③です．

センシング不全はデバイスに慣れ親しんでいないと難しいかもしれません．図3のように，心電図に線（ハードル）を引いて，そのハードルを飛び越えることができればペースメーカが認識できる，と考えるとわかりやすいです．一般的に，センシング設定は図3の①に設定されていますが，わざとセンシングを高く（鈍く）設定する（②）と，自己心拍すらハードルを越えられず，（ハードルより"下"なので）アンダーセンシングとなります．つまり，ペースメーカ本体には自己心拍すら聞こえていないという状態です．アンダーセンシングでは自己脈があるのに気づかずにペーシングが入ってしまうため，心室リードでこれが起こった場合は，R on Tのリスクがあります．センシングを低く（鋭く）設定する（③）と，ペースメーカ本体は自己心拍だけでなくノイズや筋電図などあらゆるものが聞こえいる状態となり，（ハードルより"上"なので）オーバーセンシングとなります．ペースメーカは，ノイズ等も含め，自己心拍があると勘違いしてしまうため，適切にペーシングが行われなくなってしまいます．植込み型除細動器の心室リードにおいて，オーバー

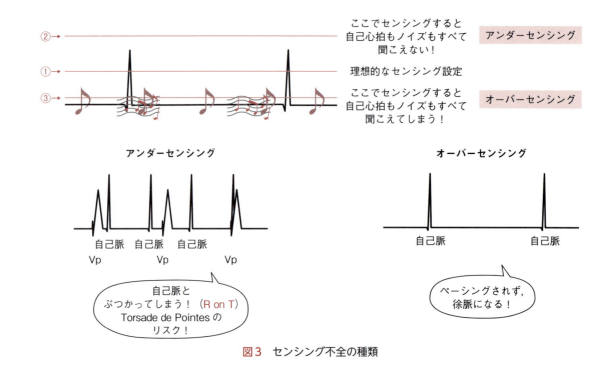

図3 センシング不全の種類

センシングが起きてしまうと，ノイズをすべて心室細動と勘違いしてしまい，不適切に電気的除細動がくり返されてしまうこともあります．

解答 ③心房センシング不全

> **攻略ポイント**
> ① ペーシング不全：適切なタイミングでペーシングなし ※ペーシングスパイクあり
> ② センシング不全（アンダーセンシング）：過剰にペーシングスパイクが入る
> ③ センシング不全（オーバーセンシング）：適切なタイミングでペーシングなし ※ペーシングスパイクなし

〈矢加部大輔〉

F. 電解質異常

問題 35
70代男性．工事現場で作業中に気分不良となり搬送となった．来院時の心電図と入院治療後の心電図を示す．想定される電解質異常はどれか．

来院時
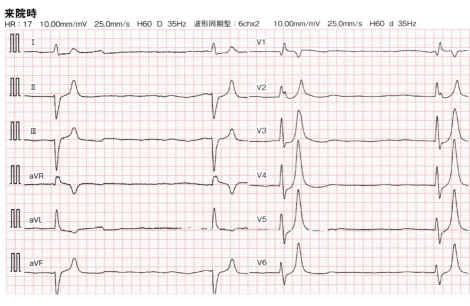

入院治療後
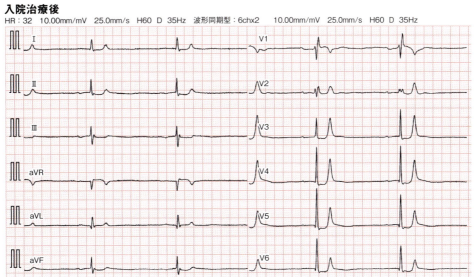

選択肢 ①高カリウム血症 ②低カリウム血症 ③高カルシウム血症 ④低カルシウム血症 ⑤高マグネシウム血症

電解質異常の攻略法

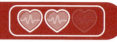

　試験の電解質異常の問題では，問題文に病歴が示されることが多い傾向にあります．各電解質異常をきたす状況について，整理をしておきましょう．

　まずイオンチャネルの流れを復習しましょう（→p14 問題1参照）．

　心筋の脱分極は次のように成り立ちます（図1）．

　　第0相（急速脱分極）　　　：Na^+チャネルからの流入
　　第1相（早期急速再分極）　：一過性K^+流出
　　第2相（プラトー）　　　　：Ca^{2+}チャネルからの流入
　　第3相（最終急速再分極）　：Ca^{2+}チャネルの閉鎖，K^+の流出
　　第4相（静止期）　　　　　：K^+の緩やかな流出

　高カリウム血症になると，細胞内に多量のK^+イオンが蓄えられます．心室筋においては，細胞内のK^+イオン濃度が高いためNa^+の流入が緩やかになり，結果として **QRS間隔は延長** します（図2A）．また再分極に関与するK^+チャネルが勢いよく開くため，**T波の増高**（テント状T波）がみられます．そして，静止膜電位が上昇するため，心房筋の興奮は抑制され，**PQ間隔の延長，P波の消失** がみられます．心房筋の興奮が抑制されるとP波を伴わない，洞室調律がみられることもあります．

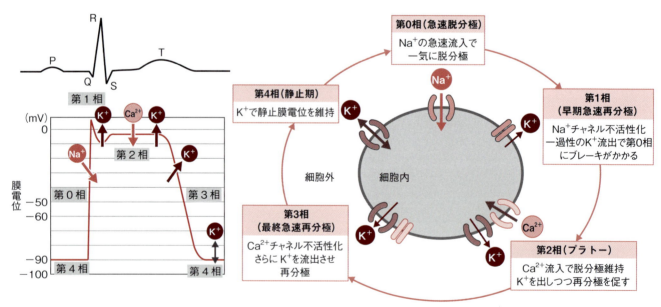

図1　心筋細胞の脱分極の仕組み
心筋細胞は，Na^+とCa^{2+}の細胞内流入で脱分極し，K^+の細胞外流出で再分極している．

低カリウム血症では再分極に関与するK⁺チャネルの勢いが弱くなり，**T波の平定化，延長**がみられます（図2B）．さらに低カリウム血症が進行すると，**U波が出現，増高**します．低カリウム血症によるQT延長は著しく，膜電位の不安定化も手伝いtorsade de pointesなどの致死的心室性不整脈の出現が危惧されます．
　血清カリウム濃度による心電図所見の変化を図3にまとめます．なお，高カリウム血症，低カリウム血症いずれも濃度の絶対値ではなく変化速度が強く影響します．特に，感染症や循環不全によるアシドーシス→高カリウム血症，嘔吐によるアルカローシス→低カリウム血症では一気に変化が起こるため臨床的にも注意が必要です．また補正速度にも十分に気をつけましょう．

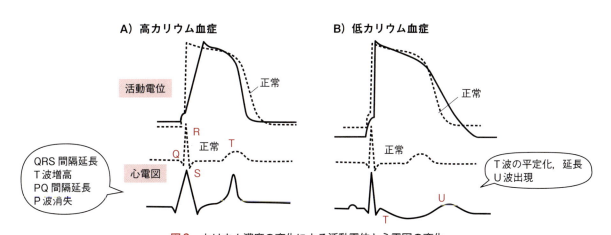

図2　カリウム濃度の変化による活動電位と心電図の変化

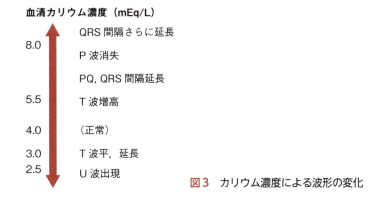

図3　カリウム濃度による波形の変化

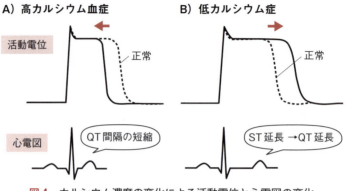

図4 カルシウム濃度の変化による活動電位と心電図の変化

一方，高カルシウム血症では，血清カルシウム濃度が上昇し再分極時のCa^{2+}が勢いよく取り込まれるため，**QT間隔の短縮**がみられます（図4A）．逆に低カルシウム血症ではCa^{2+}の取り込みが遅くなるため，T波の開始が遅くなります（図4B）．ほかのイオンの移動には影響が少ないため，P波，QRS波，T波の性状変化はなく，QT間隔のみ変化します．

本症例はP波消失，QRS間隔延長，テント状T波を認め，典型的な高カリウム血症の所見です．工場現場で作業中だったことより熱中症をきたし，急性腎不全から高カリウム血症をきたしたものと考えられます．

解答 ①高カリウム血症

攻略ポイント

- 高カリウム血症は，
  ① T波増高
  ② PQ，QRS間隔延長
  ③ P波消失
  ④ QRS間隔さらに延長

- 低カリウム血症は，
  ① T波平低化→陰性T波となり延長
  ② U波出現

- 高カルシウム血症は，
  ST短縮→QT間隔短縮

- 低カルシウム血症は，
  ST延長→QT間隔延長

〈萬納寺洋士〉

第 1 章 解きながら身につける心電図判読力

G. その他

問題 36 2歳男児．健診時の心電図所見を示す．異常所見はどれか．

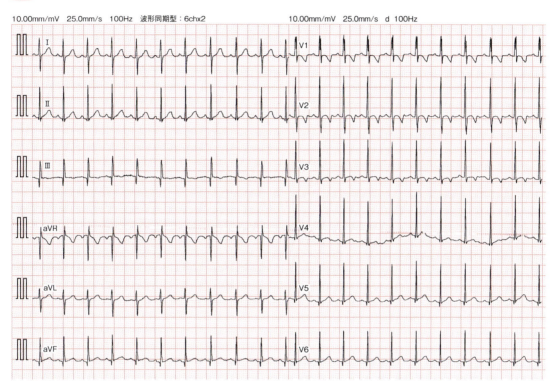

選択肢 ①頻脈 ②右軸偏位 ③陰性T波 ④反時計回転 ⑤異常所見はない

小児心電図の攻略法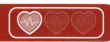

本症例は，洞性頻脈，右軸変異，右室肥大，V_1〜V_3誘導での陰性T波がみられています．しかし，これらはいずれも小児として正常の所見です．

小児は頻脈傾向にあり，2歳では120回/分までが正常です．また，胎性期には左室より右室の方が発達しており，出生とともに左室が発達していきます．このため小児の心電図では下記所見がみられます．

① 洞性頻脈
② 右室肥大〔右軸偏位，V_1誘導R波増高（＞0.7 mV かつ R/S＞1），前胸部誘導の陰性T波〕
③ PQ時間，QT時間短縮

胸部誘導の陰性T波は徐々に陽性化していき，16歳くらいで成人と同様の波形になります．
新生児〜学童の特徴を図にまとめます．

解答 ⑤異常所見はない

	新生児	乳幼児	学童
電気軸（度）	＋90〜180	＋30〜110	0〜＋90
心拍数（回/分）	120〜160	乳児：120〜140 幼児：100〜110	60〜100
PQ時間（ms）	70〜120	80〜140	100〜180
QT時間（ms）	200〜340	240〜350	300〜390

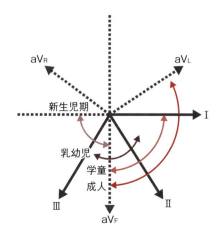

図　小児の心電図の特徴

攻略ポイント

小児では，
① 洞性頻脈
② 右室肥大〔右軸偏位，V_1誘導R波増高（＞0.7 mV かつ R/S＞1），前胸部誘導の陰性T波〕
③ PQ時間，QT時間短縮
は正常所見

〈萬納寺洋士〉

第 1 章 解きながら身につける心電図判読力

G. その他

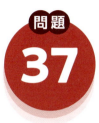

問題 37 20代女性．職場の健康診断時の心電図を示す．最も適切な所見はどれか．

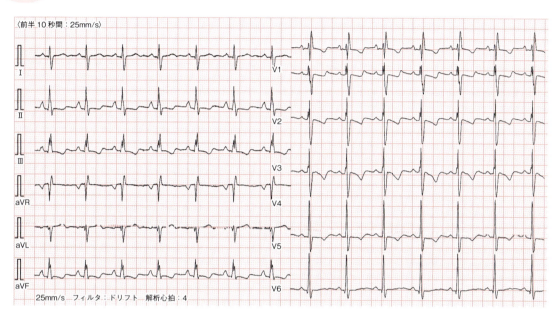

選択肢 ①正常心電図　②右胸心　③心房中隔欠損症（一次孔型）　④心房中隔欠損症（二次孔型）　⑤心室中隔欠損症

先天性心疾患の攻略法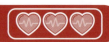

　先天性心疾患の多くは小児期に診断されますが，本問題では成人期にも診断される先天性心疾患を問うものです．本症例では不完全右脚ブロック波形であることが目立ちます．II誘導のP波が高く右房負荷所見を認めます．前胸部誘導でストレイン型ST-T低下，I，aV$_L$，V$_{5~6}$誘導で深いS波を認め，右室負荷を示す所見です（→p25 問題3参照）．下壁誘導におけるQRS波のnotchはCrochetage（コシュタージュ，編みものに使うかぎ針の意）パターンとよばれています．これらの所見はすべて，心房中隔欠損症（atrial septal defect：ASD）の二次孔型を示す所見です．したがって正解は④になります．

解答 ▶ **④心房中隔欠損症（二次孔型）**

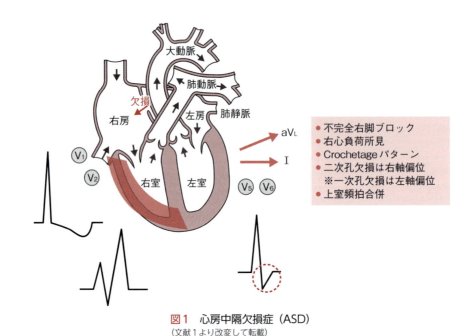

図1　心房中隔欠損症（ASD）
（文献1より改変して転載）

おさえておくべき先天性心疾患

そのほか，特徴的な心電図所見を呈する先天性心疾患について紹介します．先天性心疾患の症例では，左右の短絡が多く右心負荷所見をきたしやすいのですが，左室肥大をきたす疾患は心室中隔欠損症（ventricular septal defect：VSD，図2），房室中隔欠損症（atrioventricular septal defect：AVSD），動脈管開存症（patent ductus arteriosus：PDA）くらいしかありません．特にAVSDでは，左室肥大に加え房室伝導障害を合併することが多いです．PDAでは，Ⅰ，Ⅱ，Ⅲ，aV_F誘導すべてRパターン（dominant R）になることが有名です．

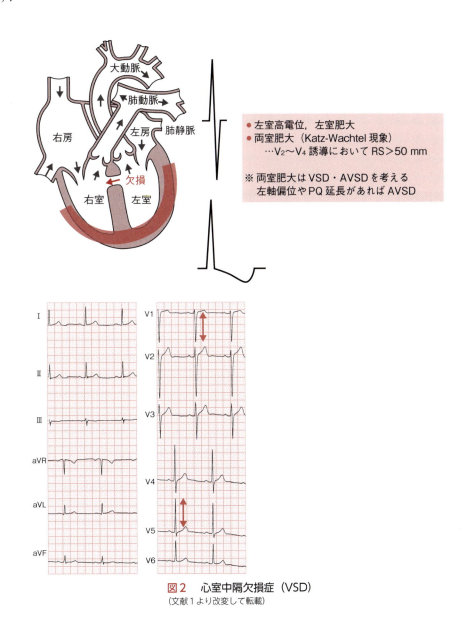

図2　心室中隔欠損症（VSD）
（文献1より改変して転載）

修正大血管転位症（corrected transposition of great arteries：CTGA）では，左室と右室が逆転しているため，心室中隔の伝導も真逆になっています（図3）．したがって，Ⅰ，aV$_L$，V$_5$〜V$_6$誘導で中隔性q波（→p14問題1参照）は消失し，その逆のⅢ，aV$_F$，V$_1$誘導でq波が出現します．

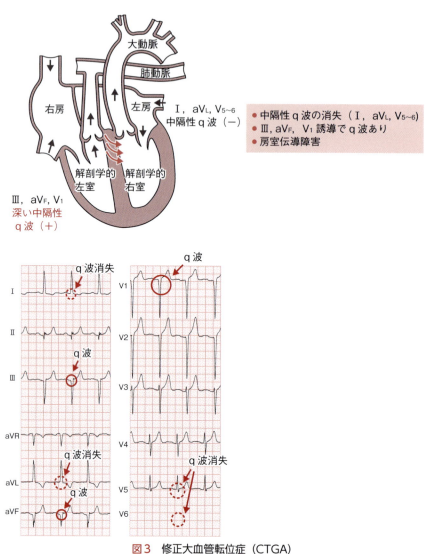

図3 修正大血管転位症（CTGA）
（文献1より改変して転載）

Ebstein奇形（Ebstein anomaly：EA）では，三尖弁が右室側に偏位している疾患であり，右房負荷＋WPW症候群（B型）が有名です（図4）.

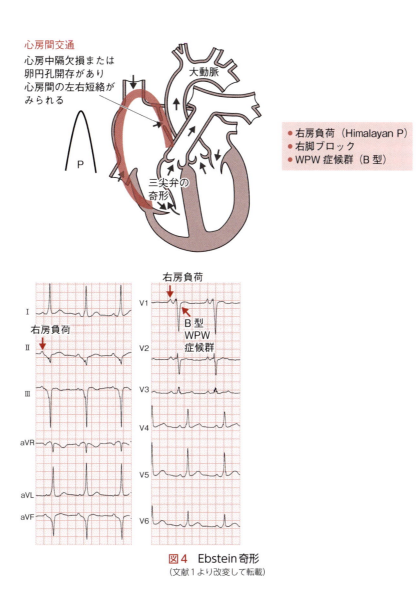

図4　Ebstein奇形
（文献1より改変して転載）

これらを一つひとつ暗記するのではなく,「左右短絡がある症例は右房右室負荷をきたしやすい」など,ある程度まとめて理解しておき,疾患特異性の高い所見を追加で覚えておくことが重要です(図5).

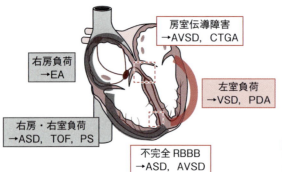

図5 先天性疾患のまとめ
TOF：tetralogy of Fallot（Fallot四徴症）
PS：pulmonary stenosis（肺動脈弁狭窄）

攻略ポイント

① 先天性心疾患の多くは右心負荷所見をきたす
② 左心負荷はVSD, AVSD, PDA

参考文献
1)「心電図の読み方パーフェクトマニュアル」(渡辺重行,山口　巖／編), pp344-355, 羊土社, 2006

〈矢加部大輔〉

第 1 章 解きながら身につける心電図判読力

G. その他

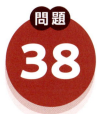

40代男性．胸痛，息切れ症状のため来院．心電図所見より最も疑われる疾患はどれか．

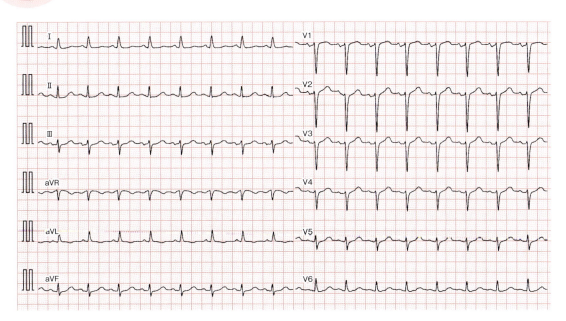

選択肢 ①右気胸 ②左気胸 ③急性心筋梗塞 ④肺塞栓症 ⑤心タンポナーデ

気胸の攻略法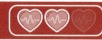

　本症例は洞性頻脈に加えて，胸部誘導（V_3〜V_6誘導）でR波の減高を認めます．また通常，R波高はV_5＞V_6誘導ですが，本心電図ではV_5＜V_6誘導となっています．いずれも左気胸として典型的な所見です．

　心電図は通常仰向けで記録するので，気胸の空気は胸壁側に溜まります．心臓が空気に押されて胸壁から離れていることをイメージしましょう．左気胸ではV_3〜V_6誘導で，右気胸ではV_1誘導でQRS波が減高します（図）．また左気胸では，V_5＜V_6誘導となることも特徴的な所見とされています．肢誘導については報告により所見が分かれており，特異的な所見はありません．

　臨床的に気胸を心電図で診断する意義はありませんが，心電図波形の成り立ちを理解する過程としてはとても重要です．

　　解答　②左気胸

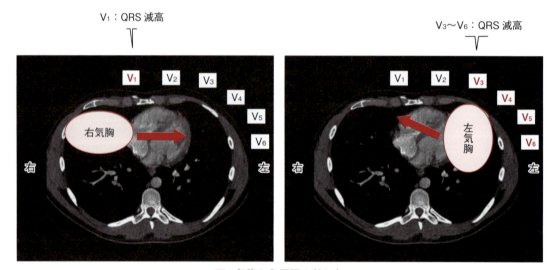

図　気胸と心電図の考え方

攻略ポイント

気胸では心臓が対側においやられる．そのため，

● 左気胸では，
　①胸部誘導（V_3〜V_6）でR波の減高
　②R波高は，V_5＜V_6

● 右気胸では，
　①V_1誘導で，QRS波が減高

〈萬納寺洋士〉

第 1 章 解きながら身につける心電図判読力

G. その他

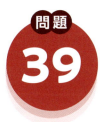

問題 39 40代男性．健康診断時の心電図所見を示す．最も適切な所見はどれか．

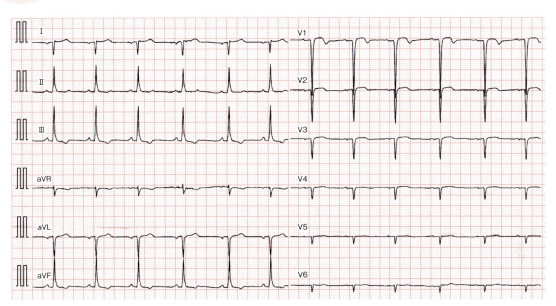

選択肢　①右胸心　②肢誘導電極つけ間違い　③胸部誘導電極つけ間違い　④左脚前枝ブロック　⑤左脚後枝ブロック

右胸心（内臓逆位）の攻略法

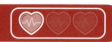

本症例ではⅠ誘導のQRS波が陰転化しており，さらに胸部誘導がV_1からV_6に向けて減高しています．
Ⅰ誘導では通常，P波，QRS波，T波すべて陽性となります．
Ⅰ誘導のQRS波が陰性となっていたら，

> ①左右肢電極のつけ間違い
> ②右胸心
> ③右軸偏位．（左脚後枝ブロック）

の3つが鑑別となります．

①左右肢電極つけ間違いでは，P波，QRS波，T波すべて陰性となりますが，胸部誘導は通常と変わりません．
②右胸心では，心臓が丸ごと右側に移動しているので（図），胸部誘導のR波高はV_1が最も高く，V_6が最も低くなります．
③右軸偏位では，左脚後枝という最も強固な伝導路が障害されることとなり，先天性心疾患，右室肥大，心筋障害が想定されます．このため，他の誘導にも大きな変化が出ます．

したがって，本設問の解答は右胸心（内臓逆位）となります．

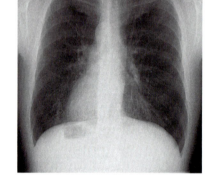

図　右胸心の胸部X線写真

解答 ①**右胸心**

攻略ポイント

Ⅰ誘導はP波，QRS波，T波すべて陽性．
Ⅰ誘導でQRS波が陰性となった場合は，
① 左右電極のつけ間違い　→　胸部誘導は変わらない
② 右胸心　　　　　　　　→　V_1からV_6に向けてQRS波が減高する
③ 右軸偏位　　　　　　　→　Ⅰ誘導以外にも変化がでる

〈萬納寺洋士〉

第 1 章 解きながら身につける心電図判読力

G. その他

問題 40 30代男性．健康診断時の心電図を示す．最も適切な所見はどれか．

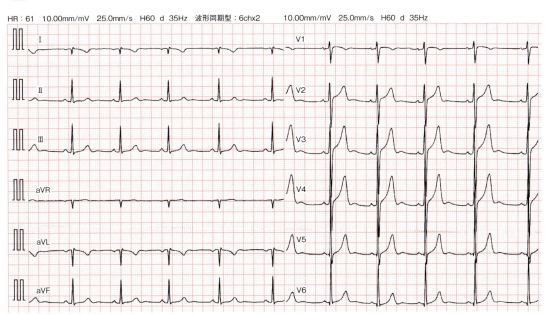

選択肢 ①右胸心　②肢誘導電極つけ間違い　③胸部誘導電極つけ間違い　④左脚前枝ブロック　⑤左脚後枝ブロック

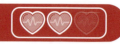

電極つけ間違いの攻略法

本症例ではⅠ誘導（とaV_L誘導）のP波，QRS波，T波すべて陰性となっています．問題39の解説でお話ししたように，Ⅰ誘導が陰性となった場合には，

① 左右肢電極のつけ間違い
② 右胸心
③ 右軸偏位（左脚後枝ブロック）

の3つが鑑別となります．

本症例はⅠ，aV_L誘導の陰性かつ他の誘導には大きな変化がみられません．左右電極のつけ間違いと判断します．

解答　②肢誘導電極つけ間違い

演習問題

問題 1 30代男性．健康診断時の心電図を示す．電極のつけ間違いとして考えられるものはどれか．

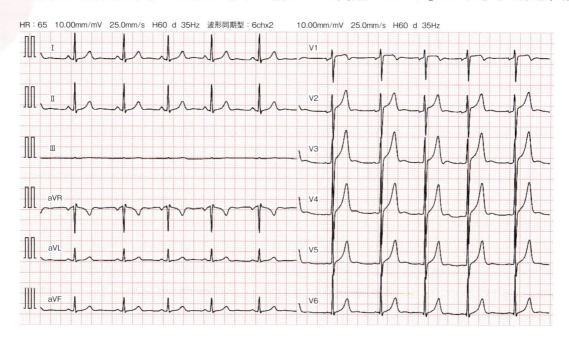

選択肢 ① 右手と左手　② 右手と右足　③ 左手と左足　④ 左手と右足　⑤ 右足と左足

解説 平時意識することはありませんが，Ⅰ，Ⅱ，Ⅲ誘導はお互いの電位差をとる双極誘導，他誘導は不関電極との差をとる単極誘導です．本心電図はⅢ誘導の波高が異常に低く，黄色-緑電極が心臓を挟めていない（＝2つとも両足にある）と考えます（図）．

解答 ④左手と右足

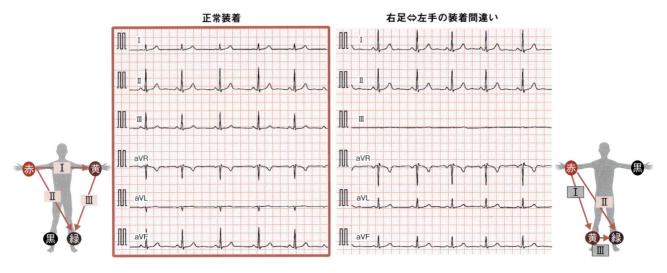

図　電極つけ間違い

　豆知識ですが，電位において，Ⅱ誘導＝Ⅲ誘導＋Ⅰ誘導となります（Einthovenの法則）．また単極誘導では体の中央に不関電極があるので，4点バラバラにつける限り他の誘導がフラットになることはありません．ちなみにApple Watchの心電図アプリは，通常の計測では右手・左手の双極なのでⅠ誘導に近い誘導となります．

> **攻略ポイント**
> ① Ⅱ誘導で極端に波高が低い→赤・緑で心臓を挟めていない！→右手と右足のつけ間違い
> ② Ⅲ誘導で極端に波高が低い→黄・緑で心臓を挟めていない！→左手と右足のつけ間違い

〈萬納寺洋士〉

G. その他

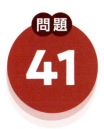

問題 41

80代男性.モニターアラームのためコールあり.本人は傾眠傾向にあり症状なし.心電図所見として正しいのはどれか.

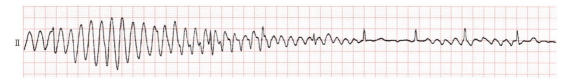

選択肢 ①心室細動 ②心室頻拍 ③心房細動 ④ノイズ ⑤房室ブロック

ノイズの攻略法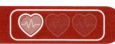

　心室細動を思わせる大きな揺らぎがあり，一瞬ビクッとしますが，よく見るとQRS波が同じリズムで見えており（図1），ノイズとわかります．

　ノイズは心室頻拍や心室細動との鑑別を問われます．鋭いQRS波が紛れていれば確定できるので，前後からディバイダーで追いかけましょう．心臓と無関係の信号なので，QRS波の間隔がぶれないことが重要なポイントとなります．

解答▶ ④ノイズ

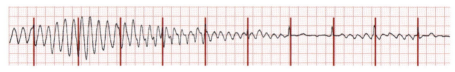

図1　QRS波の間隔測定

演習問題

問題1 80代女性．敗血症のため入院中．病棟モニターでアラームあり．心電図所見として正しいのはどれか．

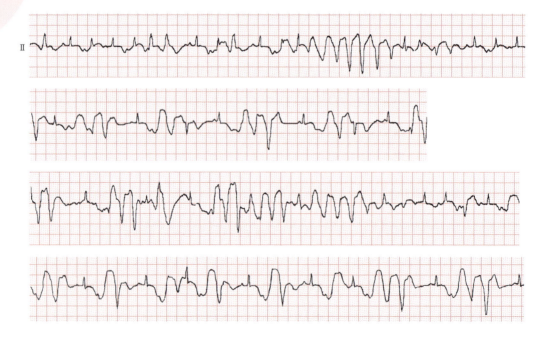

選択肢　①心室細動　②心室頻拍　③心房細動　④ノイズ　⑤房室ブロック

解説 こちらはノイズを思わせる大きな揺らぎが見えていますが，RR間隔が不整でQRS波を追いかけることができません．何はともあれ通常通り，P波を探します．明瞭なP波を手がかりにディバイダーで探るとP波間隔は保たれており（図2），調律は洞性頻脈であることがわかります．大きな揺らぎをノイズと考えるとQRS波が不整になっていること，揺らぎのなかではQRS波が抜けていることの説明がつきません．心室は心房興奮を追い越して興奮しており，心室頻拍の所見となります．本症例はQT延長および心室期外収縮に伴う非持続性心室頻拍で，正解は②となります．

解答 ②心室頻拍

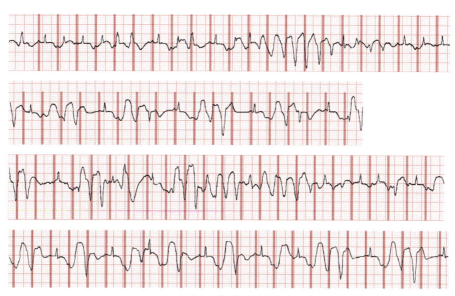

図2　P波の間隔測定

攻略ポイント
① ノイズでQRS波形は絶対にぶれない！
② 迷ったらP波とQRS波をディバイダーで追いかける

〈萬納寺洋士〉

第 1 章 解きながら身につける心電図判読力

心電図判読に必要な臨床的知識のまとめ

臨床現場では，問診の前にいきなり心電図をとることは絶対にありません．問診で病歴を確認し，検査前確率を予想してから心電図をとり，診断に結びつける，というプロセスがとられます．試験でも，問題文と一緒に心電図が提示されますが，ときにその問題文に示される病歴や症状の情報が大変参考になることがあります．

1. 長期安静後の胸痛・呼吸困難 ➡ p77 問題16 参照

「長期安静後の胸痛・呼吸困難」といえば**肺塞栓症**です．そのほか，悪性腫瘍，妊娠，経口避妊薬内服も肺塞栓症のリスクファクターになります．下図のようなS1Q3T3は右心負荷を示す所見であり，肺塞栓症に特異的です．

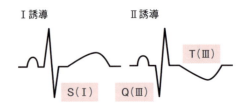

2. 上気道炎→ST変化 ➡ p57 問題11 参照

上気道炎など，先行する感染症の病歴に加え，「典型的なPR低下＋広範なST上昇」があれば，**心膜炎**で一発診断です．心筋炎の心電図変化は特異的なものはありませんが，「比較的健康そうな患者が」「突然の胸痛やショックバイタル」という病歴で，かつ「徐々に心電図が変化する（例：房室伝導が悪化する，QRS幅が拡大する）」と，心筋炎が疑われます．

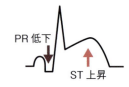

3. 悪性腫瘍などの病歴→低電位 ➡ p60 問題12 参照

悪性腫瘍や結核（多くは特発性＝原因不明ですが）が原因で多量の**心嚢液**が貯留すると，心電図で低電位を呈することがあります（急激に心嚢液が貯留する急性心タンポナーデでは，少量の貯留で血行動態が破綻し致死的であるため，低電位になるまで貯留すること自体がない）．肥満患者でも低電位になるほか，心アミロイドーシスでも低電位になります（後述）．

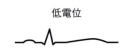

4. 手根管症候群,脊柱管狭窄症,大動脈弁狭窄の既往→低電位

➡ p67 問題14参照

手根管症候群や脊柱管狭窄症は,いずれも**心アミロイドーシス**(特にトランスサイレチン型)を連想させる既往歴です.また,大動脈弁狭窄症の15%程度にアミロイドーシスが合併しているとも報告されています.

5. 精神的・身体的ストレス→ST変化

➡ p73 問題15参照

ストレス後(例:配偶者の葬式など)の胸痛といえば,**たこつぼ心筋症**です.急性期では,急性心筋梗塞と同じようにST上昇を認めますが,悪急性期には陰性T波,QT延長をきたすことがあります.

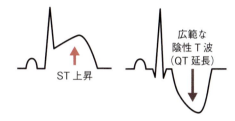

6. 透析患者→徐脈

➡ p157 問題35参照

「徐脈(P波消失),QRS拡大,テント状T波」といえば**高カリウム血症**です.臨床的には,腎不全か薬剤性の2つが原因として最多です.腎不全は,透析患者や高齢者+脱水などの病歴が多く,薬剤性は,アンジオテンシン変換酵素阻害薬,カリウム保持性利尿薬,アンジオテンシン受容体ネプリライシン阻害薬などに注意しましょう.外傷や大量輸血などでも高カリウム血症になることがあります.

※カリウムは心筋細胞の静止膜電位(→p14 問題1参照)の主役となるイオンです.カリウムが多すぎると心臓が静かになり(高カリウム血症→洞停止),少なすぎると心臓が騒ぎだす(QT延長→Torsade de Pointes),というイメージをもっておきましょう.

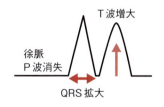

7. 術後の房室ブロック　　　　　　　　　　　　　　　　➡p103 問題22参照

房室結節やヒス束を損傷する可能性のある手術（房室結節リエントリー性頻拍に対するカテーテルアブレーション，大動脈弁狭窄症に対する経カテーテル的大動脈弁植え込み術）後に，房室ブロックになることがあります．前者は，房室結節近くのslow pathwayを焼灼するため，後者は，大動脈弁下にヒス束があり，その部位を人工弁で押さえつけてしまうことがあるためです．同じ理由で，**感染性心内膜炎**（大動脈弁に疣贅がある場合）でも房室ブロックを呈することがあります．

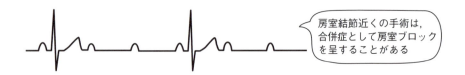

房室結節近くの手術は，合併症として房室ブロックを呈することがある

8. 失神，心肺停止の既往，突然死の家族歴　　　　➡p135～143 問題29～32参照

失神や心肺停止，突然死のワードが出てきたら**遺伝性不整脈**（**QT延長または短縮症候群，早期再分極症候群，Brugada症候群**など），**心筋症**（特に肥大型心筋症，不整脈原性右室心筋症）を鑑別に入れます．Brugada症候群は，夜間安静時・夕食後・飲酒後など，迷走神経優位のときに症状が出現することが多いです（診断のため，経口糖負荷試験を行うこともあります）．

9. ○○患者の心電図→QT延長　　　　　　　　　　　　➡p135 問題29参照

QT延長の原因は多岐にわたり，先天性か後天性（二次性）かに分かれます．
先天性QT延長症候群は，分類により次の誘因がキーワードになります．

- LQT1「**運動中（マラソン，水泳など）の失神・心停止**」
- LQT2「**恐怖や驚愕（目覚まし時計など）後の失神・心停止**」
　　　「**出産前後の失神・心停止**」
- LQT3「**夜間，安静時，睡眠中の失神・心停止**」
- Jervell and Lange-Nielsen症候群「**聴覚障害を合併**」

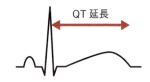

二次性QT延長症候群の鑑別は多いですが，臨床的には薬剤性か電解質異常であることがほとんどです．特に電解質異常では，**低カリウム血症**（嘔吐，下痢，利尿薬使用，アルカローシスなど）が最も多く経験します．低カルシウム血症（副甲状腺機能低下症，骨粗鬆症治療薬など）は比較的稀ですが，おさえておきましょう．

10. ○○患者の心電図→QT短縮
→p135 問題29参照

QT短縮は，**高カルシウム血症**（悪性腫瘍の骨転移，副甲状腺機能亢進症，ビタミンD製剤の過剰内服）のほか，**先天性QT短縮症候群**による失神・心停止も覚えておきましょう．

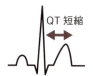

11. 運動中の失神

LQT1（前述），**カテコラミン誘発多形性心室頻拍**（catecholaminergic polymorphic ventricular tachycardia：**CPVT**），**肥大型心筋症**，**大動脈弁狭窄症**などが鑑別にあがります．

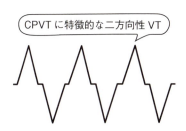

12. 開心術や心房細動アブレーションの既往→非通常型心房粗動
→p125 問題27参照

開心術（特に右房や心房中隔切開，メイズ手術をしている場合）や心房細動アブレーションの既往があると，切開線やアブレーションによって瘢痕化した組織が**不整脈**の素地となることがあります．しばしば**リエントリー性不整脈**であり，心電図で**非通常型心房粗動**の波形になることがあります．

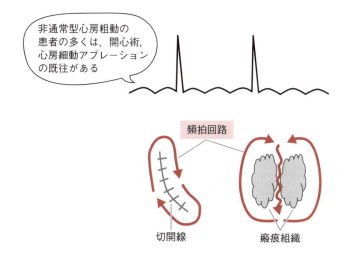

〈矢加部大輔〉

第2章

模擬テスト

心電図検定1・2級では，試験時間**90分**程度で**50問**出題

実際に問題を解いて腕試ししてみましょう！

- 第1回 (Q1～Q50) ……………………………… *186*
- 第2回 (Q1～Q50) ……………………………… *212*

※解答・解説は**巻末の別冊**をご覧ください

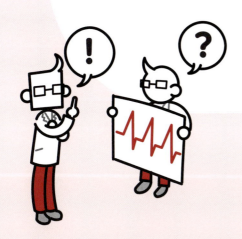

第 2 章 模擬テスト　第 1 回

Q1 50代男性．突然起こる動悸症状のため救急外来を受診．心電図所見から最も疑われる疾患はどれか．

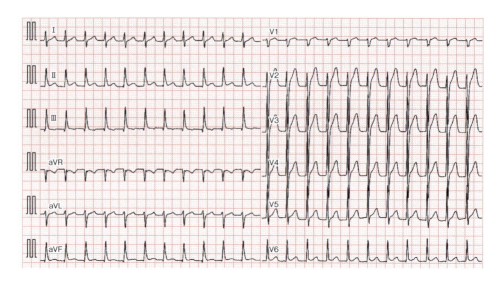

選択肢　①通常型房室結節リエントリー性頻拍　②稀有型房室結節リエントリー性頻拍
③心房細動　④房室リエントリー性頻拍　⑤洞性頻拍

解答

Q2 40代男性．3日前より持続する動悸症状を主訴に外来を受診．心電図所見から最も疑われる疾患はどれか．

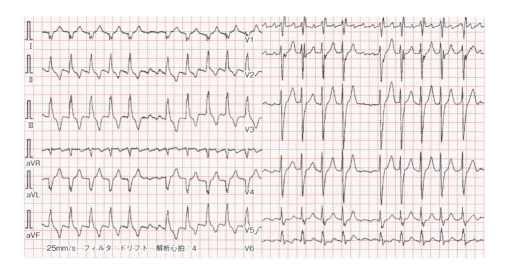

選択肢　①通常型心房粗動　②非通常型心房粗動　③心房細動
④通常型房室結節リエントリー性頻拍　⑤洞性頻拍

解答

Q3 70代男性．高血圧症について加療中．スクリーニングの心電図を示す．心電図所見として正しいのはどれか．

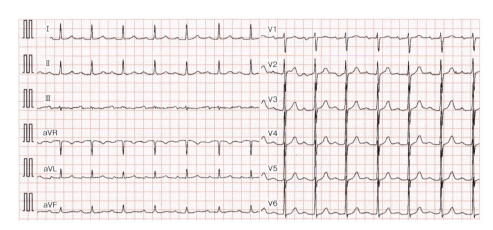

選択肢　①洞不全症候群　②１度房室ブロック　③Wenckebach型２度房室ブロック　④高度房室ブロック　⑤心房期外収縮

Q4 80代女性．消化器外科術後のモニター心電図を示す．心電図所見として正しいのはどれか．

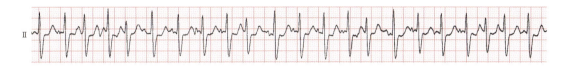

選択肢　①心房細動　②通常型心房粗動　③発作性上室性頻拍　④心房期外収縮　⑤心室期外収縮

Q5 70代女性．肺炎に対する入院加療中に頻脈を認めた．心電図所見として正しいのはどれか．

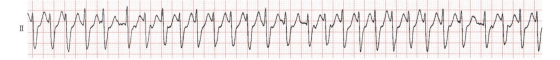

選択肢　①洞調律　②心房細動　③心房粗動　④発作性上室性頻拍　⑤心房期外収縮

Q6 50代男性．動悸症状のため来院．心電図所見から期外収縮の起源として最も可能性が高いのはどれか．

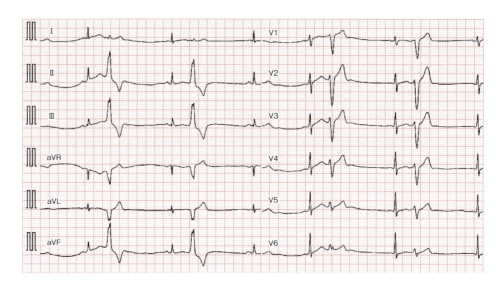

選択肢　①右室流出路自由壁　②右室流出路中隔　③左室流出路　④僧帽弁輪　⑤三尖弁輪

解答

Q7 70代女性．ふらつきを主訴に来院．心電図所見として正しいのはどれか．2つ選べ．

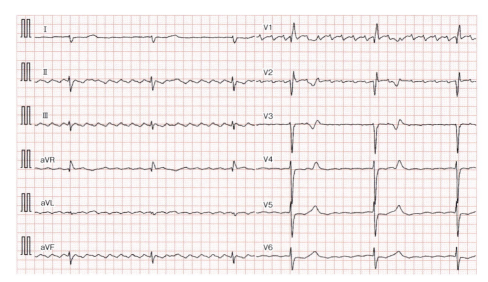

選択肢　①心房細動　②完全房室ブロック　③心房期外収縮　④心房粗動　⑤心室期外収縮

解答

Q8 20代男性．数日前から感冒症状あり．胸痛症状のため来院．心電図所見から最も疑われる疾患はどれか．

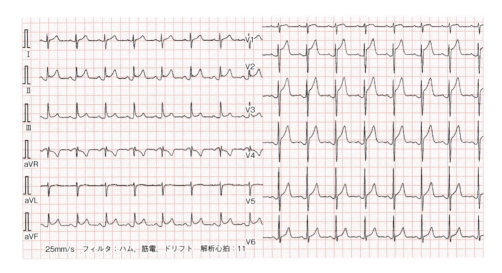

選択肢 ①急性下壁心筋梗塞 ②急性前壁心筋梗塞 ③心膜炎 ④心内膜炎 ⑤たこつぼ心筋症

Q9 80代女性．最近飼っていた猫が脱走してショックを受けていた．胸痛症状のため来院．心電図所見として正しいのはどれか．

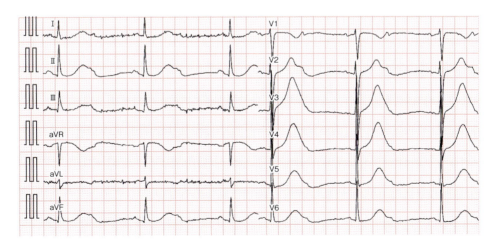

選択肢 ①心房頻拍 ②心房細動 ③心室期外収縮 ④房室ブロック ⑤心房期外収縮

Q10 50代男性．緊急カテーテル検査で心筋梗塞の診断となった．心電図所見から最も疑われる責任冠動脈はどれか．

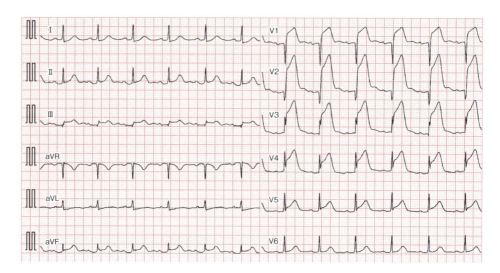

選択肢　①右冠動脈近位部　②右冠動脈遠位部　③左前下行枝　④左回旋枝　⑤左冠動脈主幹部

Q11 60代女性．緊急カテーテル検査で心筋梗塞の診断となった．心電図所見から最も疑われる責任冠動脈はどれか．

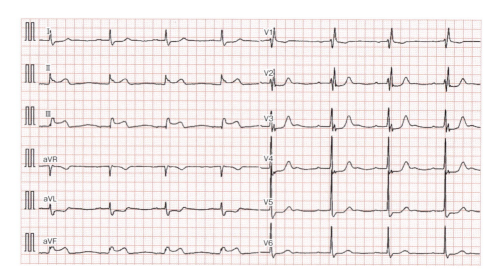

選択肢　①右冠動脈近位部　②右冠動脈遠位部　③左前下行枝　④左回旋枝　⑤左冠動脈主幹部

Q12 50代男性．緊急カテーテル検査で心筋梗塞の診断となった．心電図所見から最も疑われる責任冠動脈はどれか．

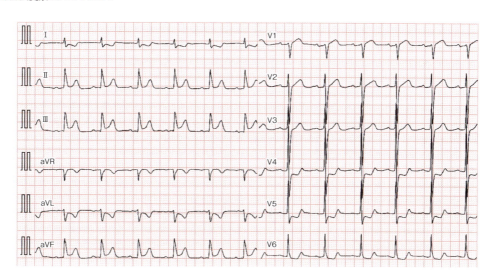

選択肢 ①右冠動脈近位部 ②右冠動脈遠位部 ③左前下行枝 ④左回旋枝 ⑤左冠動脈主幹部

Q13 60代男性．緊急カテーテル検査で心筋梗塞の診断となった．心電図所見から最も疑われる責任冠動脈はどれか．

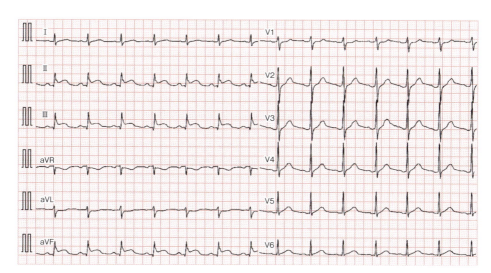

選択肢 ①右冠動脈近位部 ②右冠動脈遠位部 ③左前下行枝 ④左回旋枝 ⑤左冠動脈主幹部

Q14 40代女性．動悸症状時のモニター心電図を示す．心電図所見として正しいのはどれか．

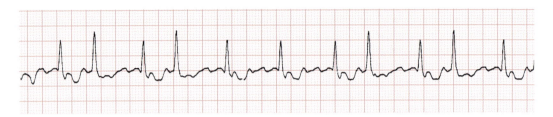

選択肢 ①洞調律 ②心房細動 ③心房期外収縮 ④発作性上室性頻拍 ⑤心房粗動

解答

Q15 40代女性．動悸症状があり来院．非発作時の心電図を示す．心電図所見から最も疑われる副伝導路の部位はどれか．

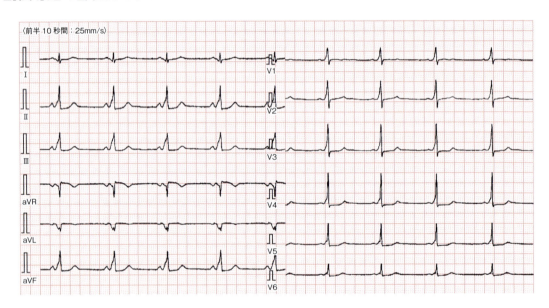

選択肢 ①左前側壁 ②左後壁 ③中隔前壁 ④右前壁 ⑤右後壁

解答

Q16 30代男性．動悸症状があり来院．非発作時の心電図を示す．心電図所見から最も疑われる副伝導路の部位はどれか．

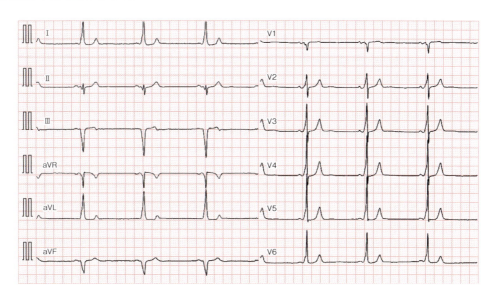

選択肢 ①左側壁 ②左後壁 ③前中隔 ④右前壁 ⑤後中隔

Q17 40代男性．動悸症状時の心電図を示す．心電図所見から鑑別される頻拍を2つ選べ．

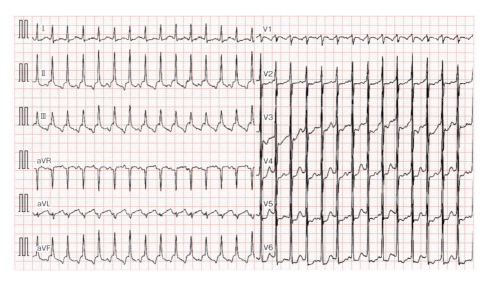

選択肢 ①通常型房室結節リエントリー性頻拍 ②稀有型房室結節リエントリー性頻拍
③心房頻拍 ④心房細動 ⑤不適切洞性頻脈

Q18 80代女性．徐脈のため一時ペーシングを挿入のうえ，緊急入院となった．心電図所見として誤っているのはどれか．

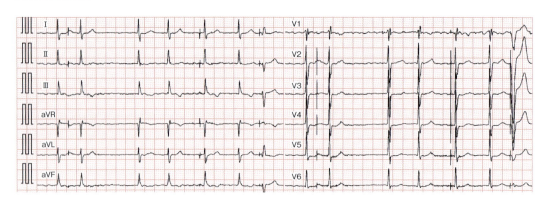

選択肢　①オーバーセンシング　②アンダーセンシング　③ペーシング不全　④心房細動　⑤不完全右脚ブロック

Q19 60代女性．動悸症状時のモニター心電図を示す．心電図所見として正しいのはどれか．

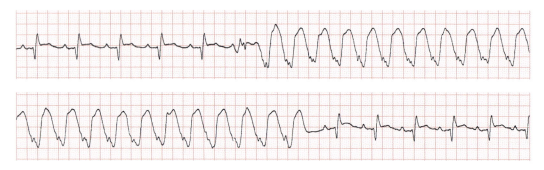

選択肢　①心室頻拍　②心房粗動　③心房細動　④ノイズ　⑤心室細動

Q20 60代女性．ふらつき症状時のホルター心電図を示す．心電図所見として正しいのはどれか．

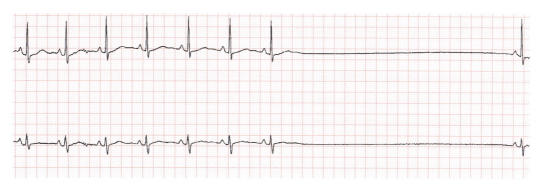

選択肢 ①洞不全症候群Ⅰ型　②洞停止　③洞房ブロック　④心房細動　⑤ノイズ

解答

Q21 50代女性．息切れ症状出現時の心電図を示す．心電図所見とし正しいのはどれか．2つ選べ．

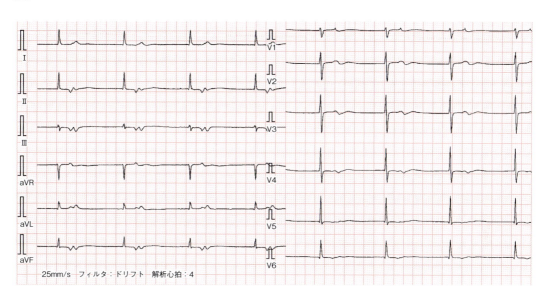

選択肢 ①洞不全症候群　②接合部補充調律　③心室補充調律　④心房期外収縮　⑤心房細動

解答

Q22 20代男性．飛行機を降りた後に呼吸苦症状が出現し救急車を要請．救急搬送時の心電図を示す．最も疑われる疾患はどれか．

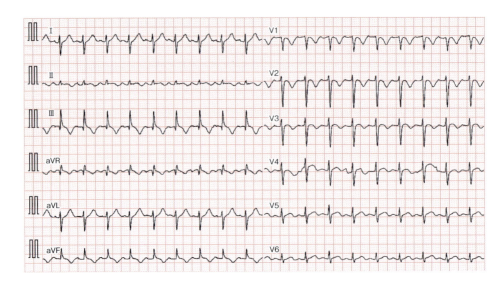

選択肢 ①不安定狭心症 ②肺塞栓症 ③心膜炎 ④急性心筋梗塞 ⑤発作性上室性頻拍

解答

Q23 透析加療中の50代男性．気分不良のため救急搬送となった．心電図所見から最も疑われる電解質異常はどれか．

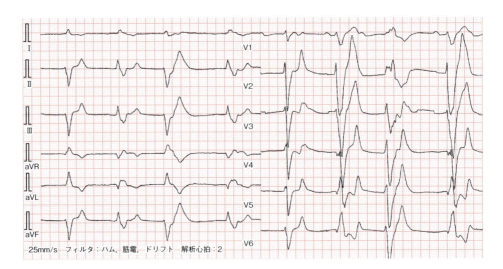

選択肢 ①高カリウム血症 ②低カリウム血症 ③高カルシウム血症 ④低カルシウム血症 ⑤高マグネシウム血症

解答

Q24 80代女性．骨粗鬆症について内服加療中．心電図所見から最も疑われる電解質異常はどれか．

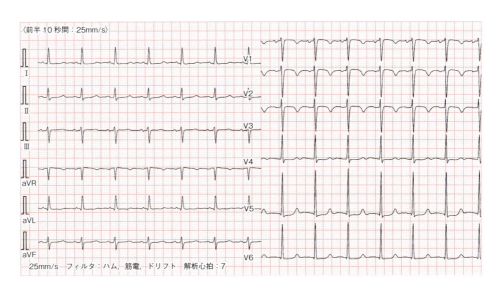

選択肢 ①高カリウム血症 ②低カリウム血症 ③高カルシウム血症 ④低カルシウム血症 ⑤高マグネシウム血症

Q25 20代男性．健康診断での心電図を示す．心電図所見として正しいのはどれか．

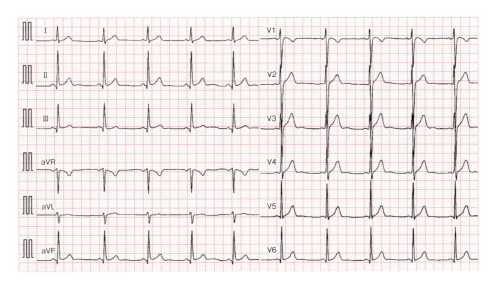

選択肢 ①早期再分極 ②Brugada症候群 ③心膜炎 ④急性前壁梗塞 ⑤正常所見

Q26 80代女性．肺炎のため入院中．心電図を示す．心電図所見として正しいのはどれか．2つ選べ．

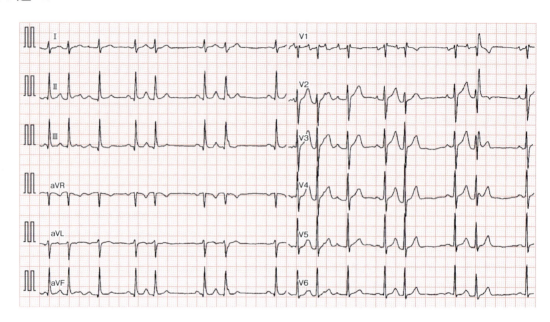

選択肢　①心房細動　②心室期外収縮　③心房期外収縮　④左房負荷　⑤右房負荷

Q27 50代男性．敗血症のためICUに入院加療中．ICUでのモニター心電図を示す．心電図所見として正しいのはどれか．

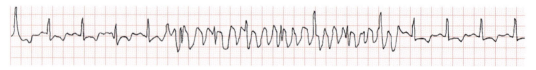

選択肢　①心房粗動　②心房細動　③心室細動　④心室頻拍　⑤ノイズ

Q28 50代男性．慢性心不全のため加療中．外来受診時の心電図を示す．心電図所見として正しいのはどれか．

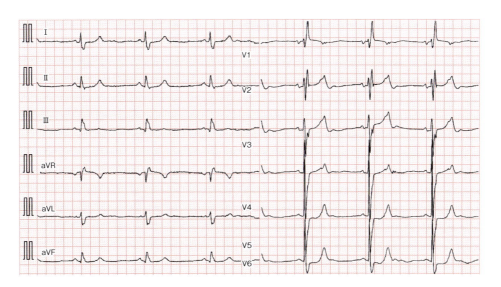

選択肢 ①洞不全症候群　②完全房室ブロック　③2：1房室ブロック　④右房負荷　⑤左房負荷

Q29 80代男性．ペースメーカ植込み後の心電図を示す．心電図所見として正しいのはどれか．2つ選べ．

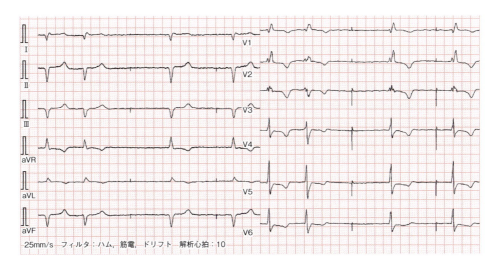

選択肢 ①完全房室ブロック　②心房細動　③心房期外収縮　④オーバーセンシング
　　　　⑤ペーシング不全

Q30 60代女性．息切れ症状出現時の心電図を示す．心電図所見から最も疑われる疾患はどれか．

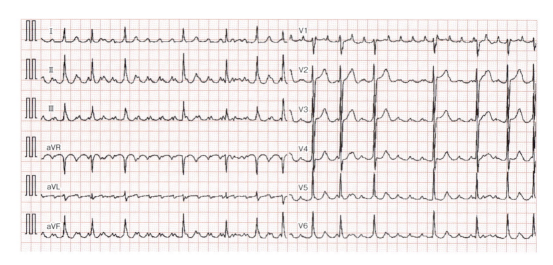

選択肢 ①房室結節リエントリー性頻拍　②房室リエントリー性頻拍　③心房頻拍，上大静脈起源　④心房頻拍，肺静脈起源　⑤心房頻拍，冠静脈洞起源

解答

Q31 60代男性．心不全のため入院加療中．意識消失時のモニター心電図を示す．心電図所見として正しいのはどれか．2つ選べ．

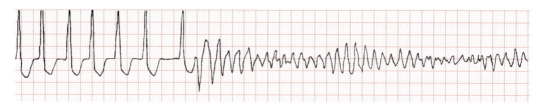

選択肢 ①心房細動　②心室細動　③心室頻拍　④ペースメーカ波形　⑤ノイズ

解答

Q32 10代女性．心電図所見として正しいのはどれか．

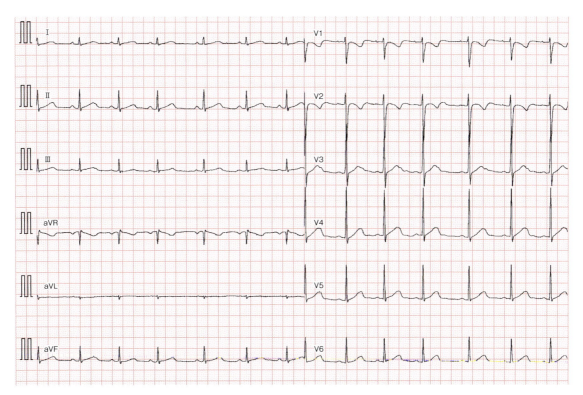

選択肢 ①洞不整脈 ②心房期外収縮 ③右室肥大 ④左室肥大 ⑤異常Q波

解答

Q33 50代男性．動悸症状時の心電図を示す．心電図所見から期外収縮の起源として最も可能性が高いのはどれか．

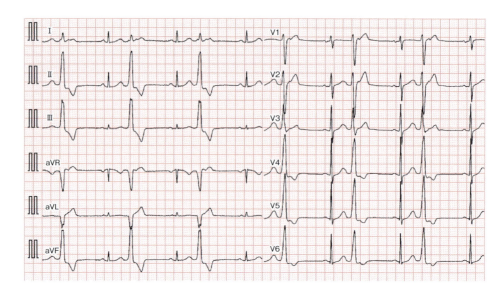

選択肢 ①右室流出路自由壁　②右室流出路中隔　③左室流出路　④僧帽弁　⑤三尖弁

Q34 20代男性．健康診断で心電図異常を指摘され来院．心電図所見から最も疑われる疾患はどれか．

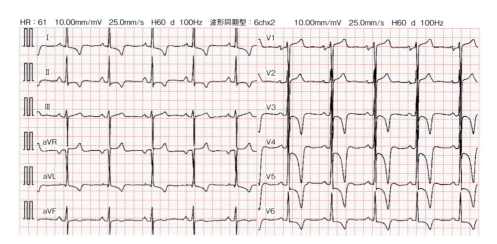

選択肢 ①急性下壁心筋梗塞　②心尖部肥大型心筋症　③非対称中隔肥大型心筋症　④不安定狭心症　⑤たこつぼ心筋症

Q35 40代女性．脈が飛ぶ感じがあり受診をした際の心電図を示す．心電図所見から期外収縮の起源として最も可能性が高いのはどれか．

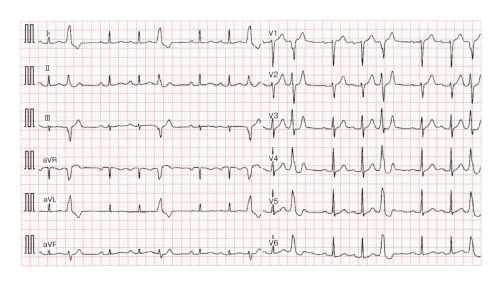

選択肢 ①右室流出路　②左室流出路　③His 近傍　④前乳頭筋　⑤僧帽弁

Q36 30代男性．健康診断で心電図異常を指摘され受診．心電図所見として正しいのはどれか．

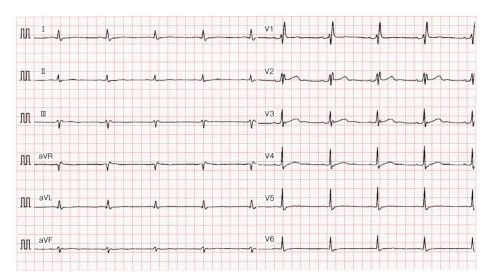

選択肢 ①完全右脚ブロック　②完全左脚ブロック　③非特異的心室内伝導障害　④右房負荷　⑤左房負荷

Q37 70代女性．ふらつきを主訴に受診された際の心電図を示す．心電図所見として正しいのはどれか．

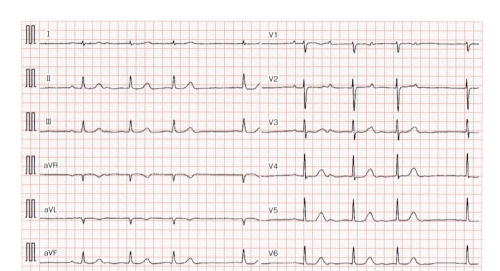

選択肢　①洞不全症候群　②1度房室ブロック　③Wenckebach型2度房室ブロック
　　　　④Mobitz型2度房室ブロック　⑤高度房室ブロック

解答

Q38 60代女性．心不全について外来加療中．心電図を示す．心電図所見として正しいのはどれか．

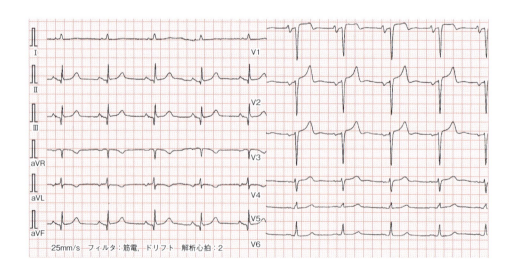

選択肢　①右房負荷　②R波増高不良　③左室肥大　④完全左脚ブロック
　　　　⑤非特異的心室内伝導障害

解答

Q39 40代男性．動悸症状出現時の心電図を示す．心電図所見から最も疑われる疾患はどれか．

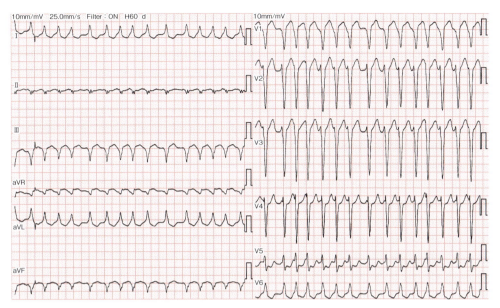

選択肢 ①心室頻拍，左室心尖部 ②心室頻拍，左室側壁 ③心室頻拍，右室中隔 ④心房粗動
⑤心房細動

Q40 70代女性．心不全に対して外来加療中．息切れ症状出現時の心電図を示す．心電図所見として正しいのはどれか．2つ選べ．

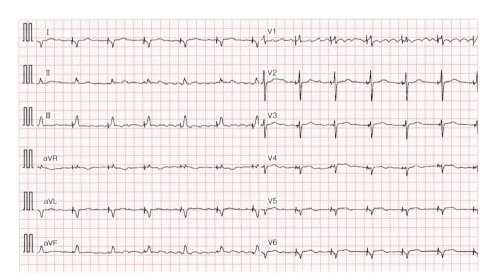

選択肢 ①心房細動 ②心房粗動 ③心房期外収縮
④ペースメーカー植込み後（DDD，RV lead） ⑤CRT-D植込み術後

Q41 40代男性，動悸症状出現時の心電図を示す．心電図所見から期外収縮の起源として最も可能性が高いのはどれか．

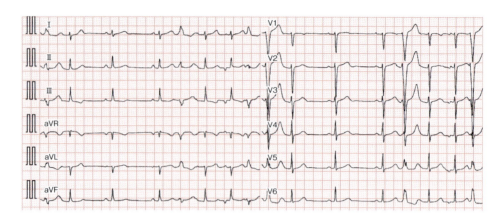

選択肢 ①右室流出路前壁　②右室流出路中隔　③左室流出路　④僧帽弁　⑤三尖弁

Q42 30代男性．複数回の失神歴あり，精査目的に来院．心電図所見から最も疑われる疾患を1つ選べ．

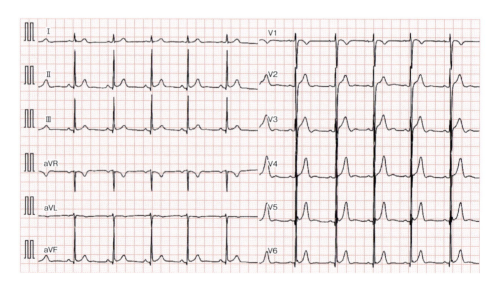

選択肢 ①Brugada症候群　②早期再分極症候群　③不整脈原性右室心筋症　④心膜炎　⑤たこつぼ心筋症

Q43 70代男性．心不全に対して入院加療中．動悸症状出現時の心電図を示す．心電図所見から最も疑われる疾患はどれか．

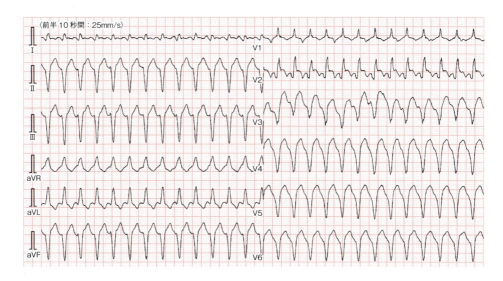

選択肢 ①心室頻拍，左室心尖部　②心室頻拍，左室側壁　③心室頻拍，右室中隔　④心房粗動　⑤心房細動

Q44 30代男性．脈の不整を主訴に来院した際の心電図を示す．心電図所見として正しいのはどれか．

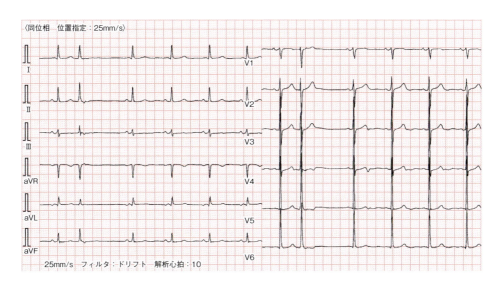

選択肢 ①心房期外収縮　②接合部期外収縮　③洞不全症候群　④1度房室ブロック　⑤2度房室ブロック

Q45 70代女性．かかりつけ医より不整脈を指摘され紹介受診となった際の心電図を示す．心電図所見として正しいのはどれか．

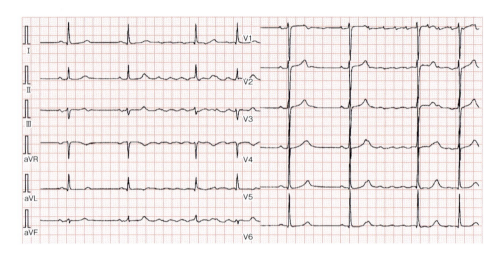

選択肢 ①心房期外収縮　②心房細動　③通常型心房粗動　④非通常型心房粗動
　　　　　⑤ノイズ

Q46 60代男性．完全房室ブロックに対してデバイス植込み術後の心電図を示す．心室側のペーシング部位をとして最も可能性が高いのはどれか．

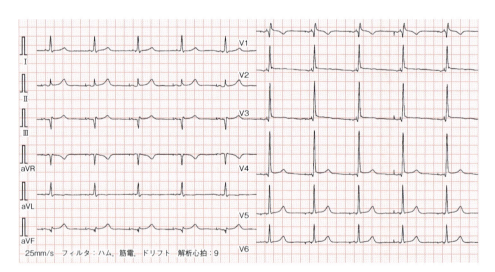

選択肢 ①右室心尖部　②右室中隔　③右室流出路　④左室側壁　⑤心室中隔，左脚領域

Q47
50代男性.息切れ症状のため外来を受診した際の心電図を示す.心電図所見から最も疑われる疾患はどれか.

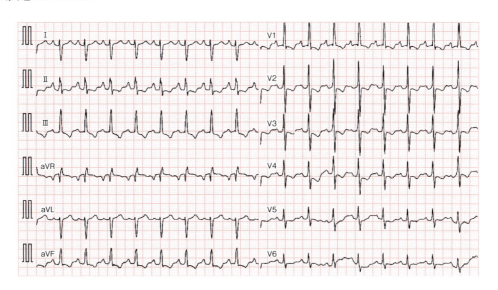

選択肢 ①急性肺塞栓症 ②肺高血圧症 ③急性心筋梗塞 ④高血圧症 ⑤たこつぼ心筋症

Q48
40代女性.血圧測定時に脈の不整を指摘され受診した際の心電図を示す.心電図所見から期外収縮の起源として最も可能性が高いのはどれか.

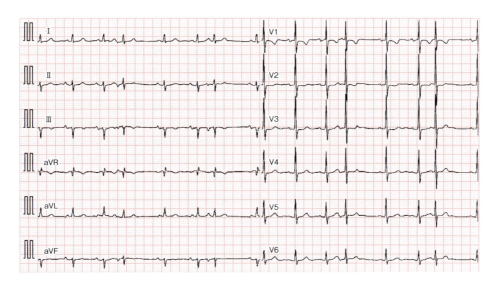

選択肢 ①冠静脈洞入口部 ②上大静脈 ③右上肺静脈 ④右心耳 ⑤僧帽弁

Q49 50代男性．高血圧に対して加療中．心電図を示す．心電図所見として正しいのはどれか．

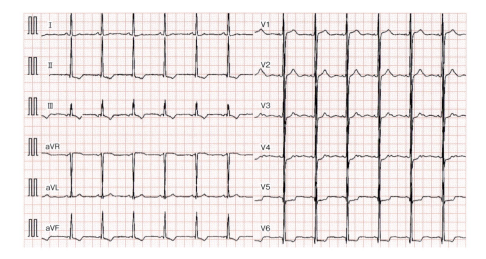

1/2縮小

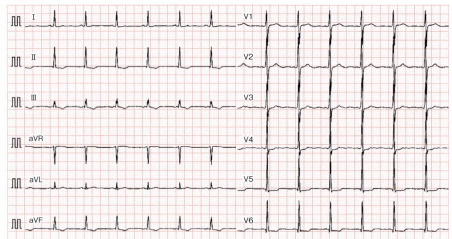

選択肢 ①左房負荷 ②右房負荷 ③左室圧負荷 ④左室容量負荷 ⑤右室負荷

解 答

Q50 50代男性．心不全について加療中．息切れ症状出現時の心電図を示す．心電図所見から最も疑われる疾患はどれか．

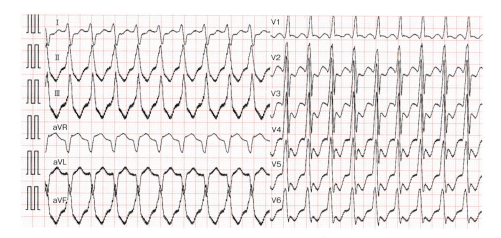

選択肢 ①心室頻拍，左室心尖部 ②心室頻拍，左室前壁 ③心室頻拍，右室中隔
④心室頻脈，左脚後枝 ⑤心房作動

解答

第1回解答・解説 ⇨ 別冊 p1〜6

第 2 章 模擬テスト　第 2 回

Q1 30代男性．動悸発作で救急外来を受診．救急外来でのモニター心電図を示す．心電図所見として正しいのはどれか．

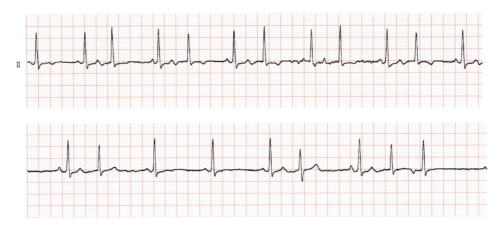

選択肢　①心房期外収縮　②洞不全症候群　③1度房室ブロック
　　　　④Wenckebach型2度房室ブロック　⑤完全房室ブロック

解答

Q2 80代女性．2年前に弁膜症に対して開心術の既往あり．今回，動悸発作で循環器内科外来を受診した．心電図所見より最も疑われる疾患はどれか．

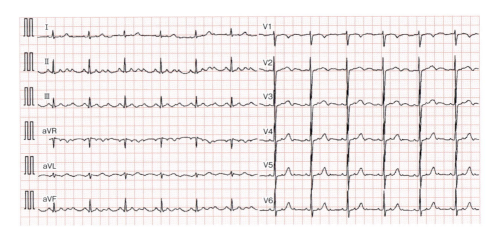

選択肢　①房室結節リエントリー性頻拍　②心房細動　③通常型心房粗動
　　　　④非通常型心房粗動，左房起源　⑤非通常型心房粗動，右房起源

解答

Q3 50代男性．慢性心不全で循環器内科外来に通院中．心電図所見として正しいのはどれか．2つ選べ．

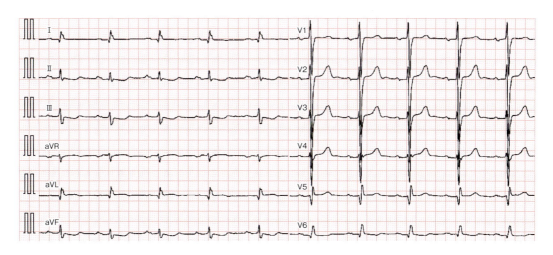

選択肢　①右房負荷　②左房負荷　③右脚ブロック　④左脚ブロック　⑤非特異的心室内伝導障害

Q4 40歳男性．WPW症候群と診断された．心電図所見から最も疑われる副伝導路の部位はどれか．

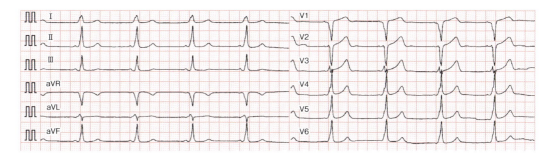

選択肢　①左側壁　②左後壁　③中隔前壁　④右前壁　⑤右後壁

Q5 30代男性．健康診断時の心電図を示す．特記すべき症状はない．心電図所見として正しいのはどれか．

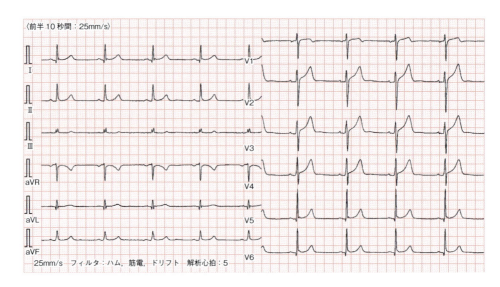

選択肢 ①早期再分極症候群　②Brugada症候群　③心膜炎　④急性前壁梗塞　⑤正常所見

Q6 50代女性．動悸発作で救急外来を受診．心電図所見から最も疑われる疾患はどれか．

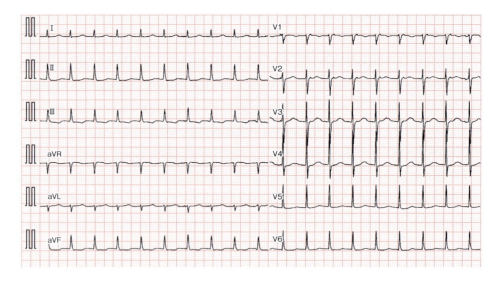

選択肢 ①通常型房室結節リエントリー性頻拍　②心房頻拍　③心房細動
　　　　④房室リエントリー性頻拍　⑤洞性頻脈

Q7 10代女性．健康診断でWPW症候群と診断された．心電図所見から最も疑われる副伝導路の部位はどれか．

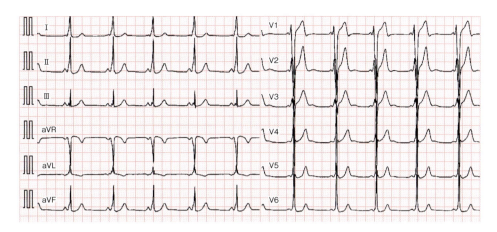

選択肢 ①左側壁 ②左後壁 ③中隔前壁 ④右前壁 ⑤後中隔

解答

Q8 70代男性．高血圧症で近医内科通院中．心電図異常を指摘され紹介となった．心電図所見として正しいのはどれか．

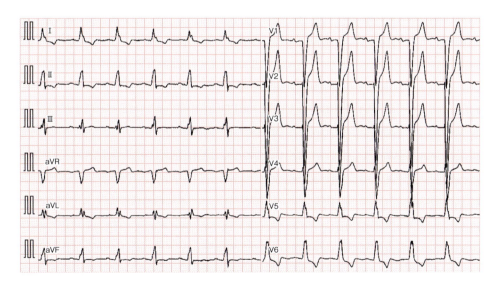

選択肢 ①完全右脚ブロック ②完全左脚ブロック ③非特異的心室内伝導障害 ④右房負荷 ⑤左房負荷

解答

Q9 60代女性．近医で徐脈を指摘され循環器内科を紹介受診．心電図所見として正しいのはどれか．

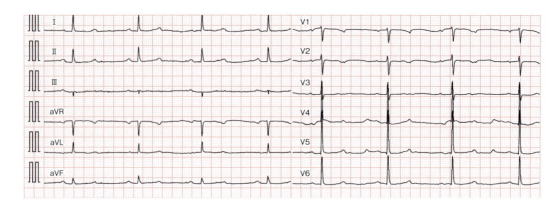

選択肢　①洞性徐脈　②心房期外収縮　③1度房室ブロック　④2度房室ブロック　⑤3度房室ブロック

Q10 80代女性．症状はないが，心電図異常を指摘され循環器内科を紹介受診．心電図所見として正しいのはどれか．

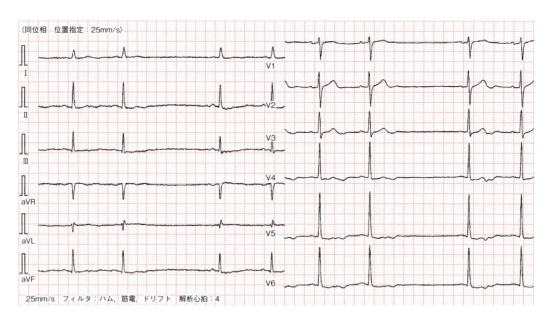

選択肢　①2度房室ブロック　②洞房ブロック　③洞停止　④心房期外収縮　⑤心房細動

Q11 20代女性．心電図異常（2枚目）を指摘され循環器内科を受診した．以下のいずれも，無症状時の心電図である．心電図所見として正しいのはどれか．

（1枚目）

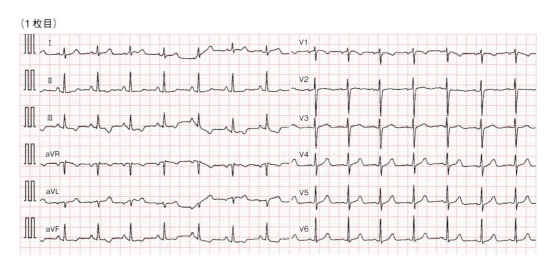

（2枚目）

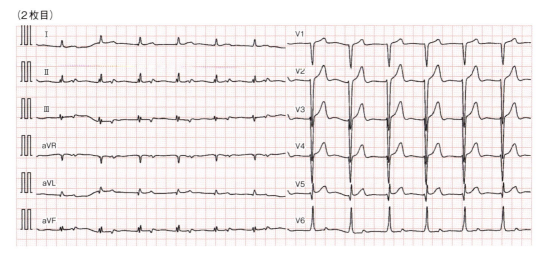

選択肢 ①洞不全症候群　②接合部補充調律　③促進性心室固有調律　④心房細動
　　　　⑤完全房室ブロック

解答

Q12 50代女性．失神発作に対して精査目的に行ったホルター心電図を示す．心電図所見として**誤っている**のはどれか．

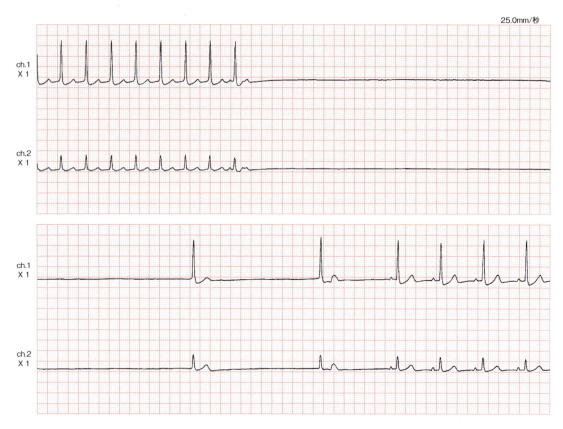

選択肢 ①心房細動　②心房期外収縮　③発作性上室性頻拍　④洞不全症候群　⑤接合部補充調律

Q13 60代男性．胸部違和感で循環器内科を受診し，心室期外収縮と診断された．心電図所見から期外収縮の起源として最も可能性が高いのはどれか．

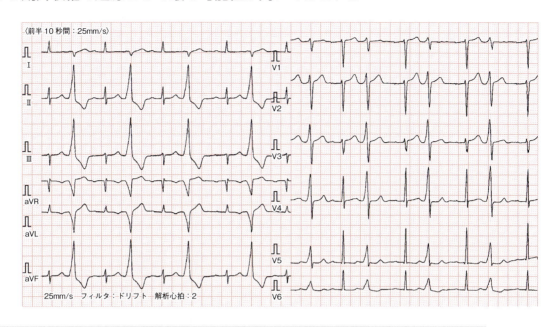

選択肢 ①右室流出路前壁　②右室流出路中隔　③左室流出路心内膜側　④左室流出路心外膜側　⑤僧帽弁

Q14 50代女性．動悸発作の精査目的に循環器内科外来に紹介となった．心電図所見として正しいのはどれか．

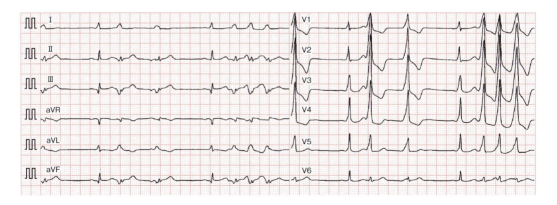

選択肢 ①心房期外収縮　②心室期外収縮　③非持続性心室頻拍　④洞不全症候群　⑤房室ブロック

Q15 40代女性．動悸発作に対して精査目的にホルター心電図が行われた．心電図所見より最も疑われる不整脈はどれか．

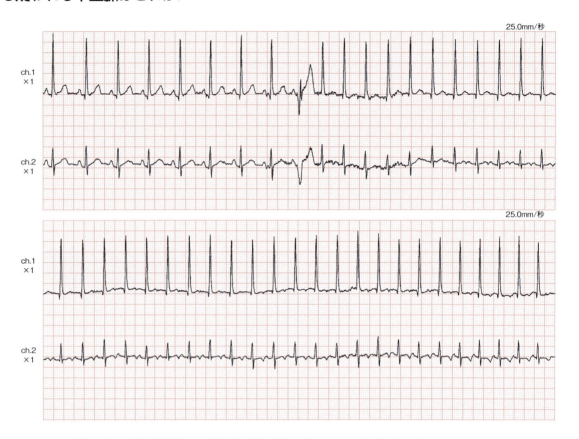

選択肢 ①通常型房室結節リエントリー性頻拍　②稀有型房室結節リエントリー性頻拍　③心房頻拍　④心房細動　⑤不適切洞頻脈

解答

Q16 70代女性．健康診断で心室期外収縮の二段脈と診断された．心電図所見から不整脈の起源として最も可能性の高いのはどれか．

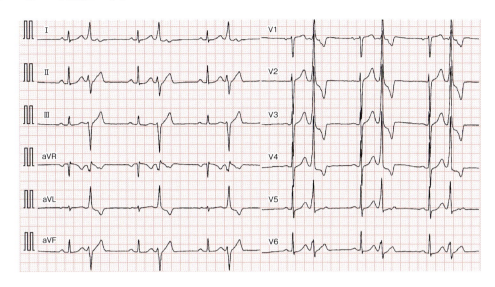

選択肢 ①右室流出路前壁　②右室流出路中隔　③左室流出路心内膜側　④左室流出路心外膜側　⑤僧帽弁

Q17 60代女性．胸痛を主訴に救急外来を受診．心電図で急性心筋梗塞が疑われている．最も疑われる責任冠動脈はどれか．

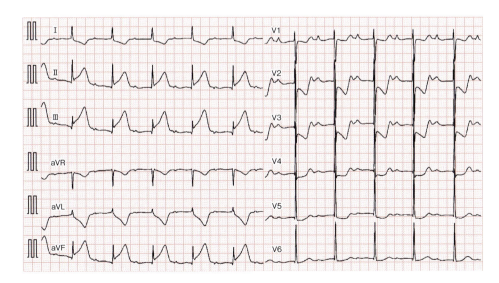

選択肢 ①右冠動脈近位部　②右冠動脈遠位部　③左冠動脈前下行枝　④左冠動脈回旋枝　⑤左冠動脈主幹部

Q18 30代女性，失神精査のため来院．安静時の心電図を示す．心電図所見より最も疑われる疾患はどれか．

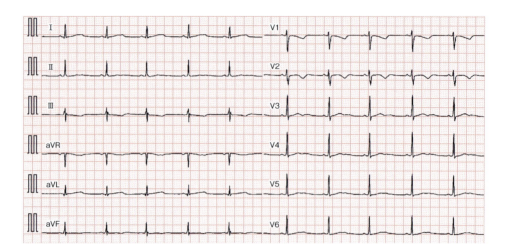

選択肢 ①先天性QT延長症候群（LQT1） ②先天性QT延長症候群（LQT2）
③先天性QT延長症候群（LQT3） ④不整脈原性右室心筋症 ⑤Brugada症候群

解答

Q19 30代女性．精神科より心電図異常を指摘され循環器内科紹介となった．心電図所見として正しいのはどれか．

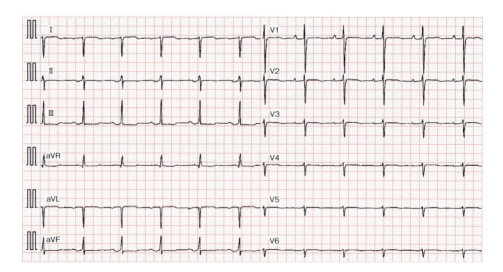

選択肢 ①電極つけ間違い（肢誘導） ②電極つけ間違い（胸部誘導） ③内臓逆位 ④気胸
⑤肺高血圧症

解答

Q20 80代女性．心電図異常で呼吸器内科より紹介となった．心電図所見より最も疑われる疾患はどれか．

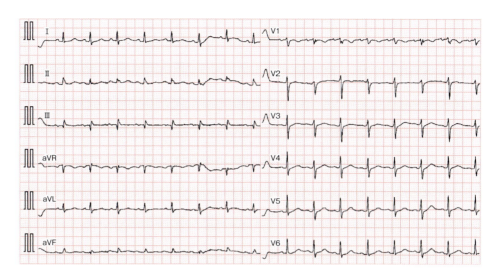

選択肢 ①心嚢液貯留　②心アミロイドーシス　③心サルコイドーシス　④気胸　⑤肥満

Q21 80代女性．総合内科で電解質異常を指摘された．心電図所見より最も疑われる疾患はどれか．

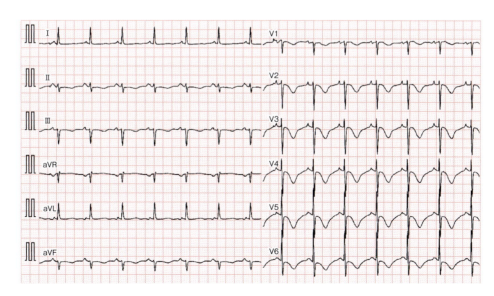

選択肢 ①低カリウム血症　②低カルシウム血症　③高カリウム血症　④高カルシウム血症　⑤高マグネシウム血症

Q22 70代男性．ペースメーカ植込み手術を施行された．心室ペーシング部位はどこか．

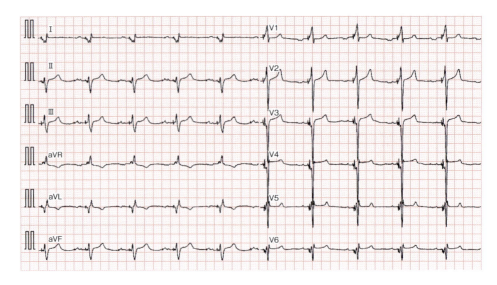

選択肢　①右室心尖部　②右室中隔　③右室流出路　④両心室　⑤左脚領域

Q23 60代女性．頻発する心房期外収縮のため循環器内科に紹介となった．心電図所見から最も疑われる期外収縮の起源はどれか．

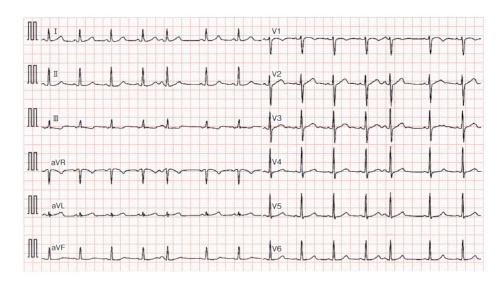

選択肢　①冠静脈入口部　②右上肺静脈　③左上肺静脈　④右心耳　⑤僧帽弁

Q24 90代女性．急性心筋梗塞の診断でCCUに入院となった．初診時の心電図を示す．心電図所見より最も疑われる責任冠動脈はどこか．

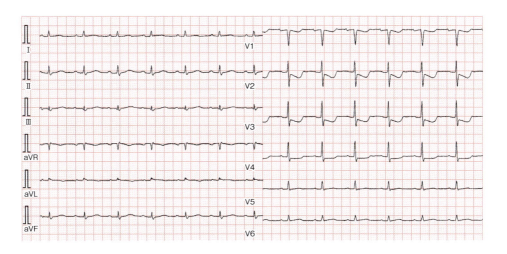

選択肢　①右冠動脈近位部　②右冠動脈遠位部　③左冠動脈前下行枝　④左冠動脈回旋枝　⑤左冠動脈主幹部

解答

Q25 60代女性．健康診断で心電図異常を指摘された．心電図所見として正しいのはどれか．

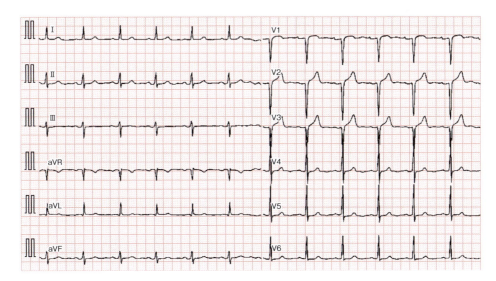

選択肢　①右軸偏位　②左軸偏位　③R波増高不良　④左室肥大　⑤左房負荷

解答

Q26 60代男性．他院より急性心筋梗塞と診断され当院循環器内科紹介となった．救急外来での心電図を示す．心電図所見より最も疑われる責任冠動脈はどこか．

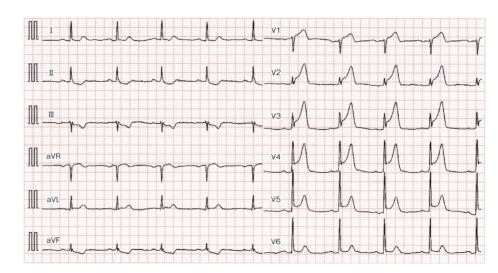

選択肢　①右冠動脈近位部　②右冠動脈遠位部　③左冠動脈前下行枝近位部　④左冠動脈前下行枝遠位部　⑤左冠動脈回旋枝

解答

Q27 50代男性．労作時呼吸困難の原因精査のため総合内科から循環器内科へ紹介となった．心電図所見として正しいのはどれか．

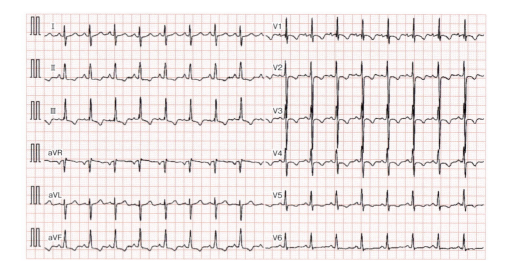

選択肢　①左房負荷　②右房負荷　③左室圧負荷　④左室容量負荷　⑤右室負荷

解答

Q28 50代男性．前日からくり返す前胸部痛を主訴に救急外来を受診した．現在，症状はない．心電図所見より最も疑われる責任冠動脈はどこか．

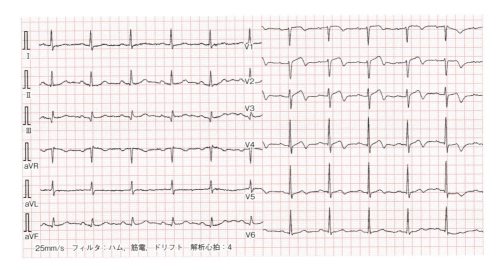

選択肢　①右冠動脈近位部　②右冠動脈遠位部　③左冠動脈前下行枝　④左冠動脈回旋枝　⑤左冠動脈主幹部

Q29 60代男性．動悸を主訴に救急外来を受診した．心電図所見として正しいのはどれか．

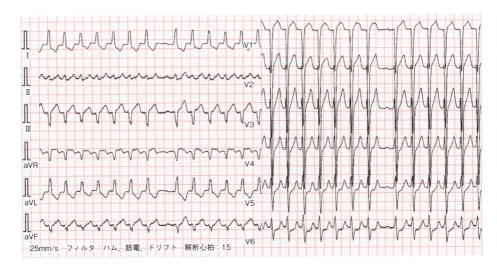

選択肢　①心室頻拍　②心房細動　③心房頻拍　④房室リエントリー性頻拍　⑤通常型心房粗動

Q30 80歳女性．施設にて職員に頻脈，意識レベル低下を指摘され，救急外来搬送となった．心電図所見として正しいのはどれか．

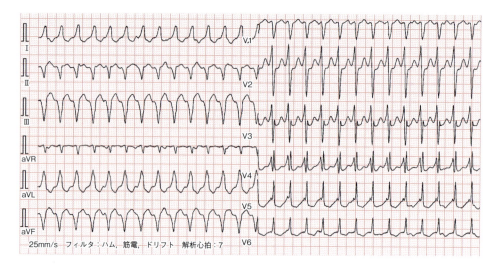

選択肢　①心室頻拍　②心房細動　③心房粗動　④発作性上室性頻拍　⑤洞性頻拍

Q31 80歳男性．慢性心不全で入院中．モニター心電図を示す．心電図所見として正しいのはどれか．

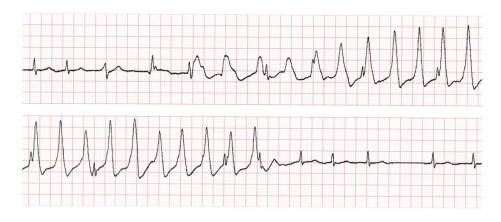

選択肢　①心室頻拍　②心房細動　③心房頻拍　④心室細動　⑤心房期外収縮

Q32 70代女性．内科外来に定期通院中．心電図所見として正しいのはどれか．2つ選べ．

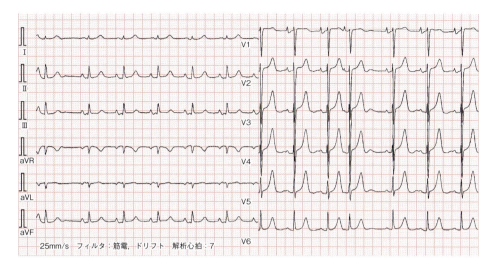

選択肢 ①左房負荷 ②右房負荷 ③両心房負荷 ④左室負荷 ⑤右室負荷

Q33 50代女性．失神で救急外来を受診．心電図所見として誤っているのはどれか．

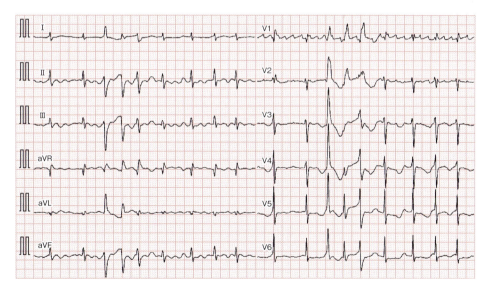

選択肢 ①心房細動 ②心室頻拍 ③心室細動 ④正常軸 ⑤QT延長

Q34 60代女性．10年前から動悸発作があり，今回も動悸で救急外来を受診した．心電図所見より最も疑われる疾患はどれか．

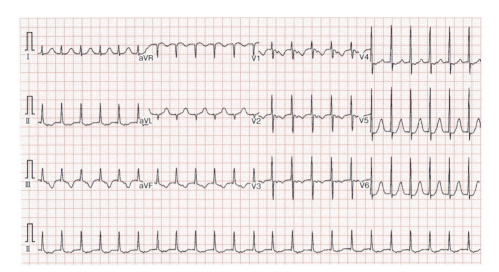

選択肢 ①洞性頻脈 ②心房細動 ③房室結節リエントリー性頻拍
④房室リエントリー性頻拍（左側副伝導路） ⑤房室リエントリー性頻拍（右側副伝導路）

Q35 50代男性．動悸を主訴に救急外来を受診．心電図所見から最も疑われる疾患はどれか．

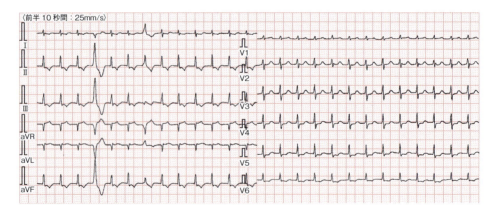

選択肢 ①洞性頻拍 ②心房細動 ③房室結節リエントリー性頻拍 ④心房頻拍
⑤房室リエントリー性頻拍

Q36 60代男性．房室ブロックに対してペースメーカ植込み手術が施行された．心室ペーシング部位はどこか．

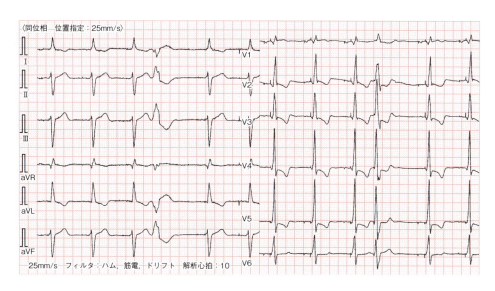

選択肢 ①右室心尖部 ②右室中隔 ③右室流出路 ④両心室 ⑤左脚領域

Q37 70代女性．めまいを主訴に救急外来を受診した．心電図所見として正しいのはどれか．

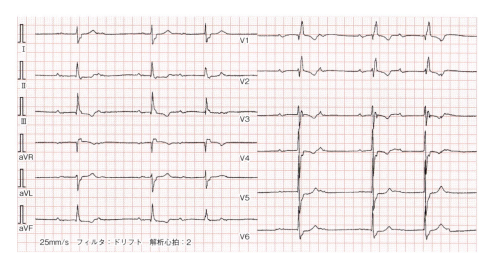

選択肢 ①1度房室ブロック ②Wenckebach型2度房室ブロック
③Mobitz型2度房室ブロック ④高度房室ブロック ⑤完全房室ブロック

Q38 70代男性．高血圧，脂質異常症で内科外来に通院中．両下肢しびれがあり整形外科にも通院している．10年前および今回の心電図所見を示す．最も疑われる疾患はどれか．

10年前

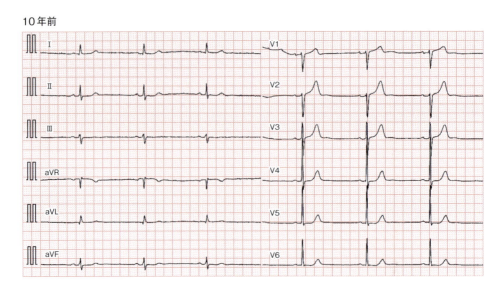

今回

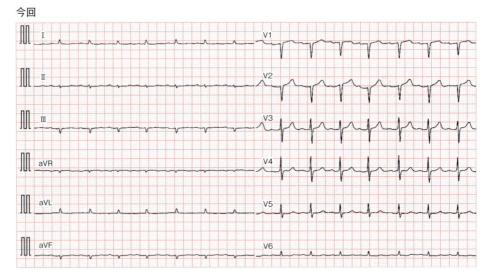

選択肢 ①心アミロイドーシス　②心サルコイドーシス　③肥大型心筋症　④高血圧性心疾患　⑤拡張型心筋症

Q39 50代男性．高血圧，糖尿病で内科外来に通院中．定期検査で施行した心電図で異常を認め，循環器内科に紹介となった．心電図所見として正しいのはどれか．

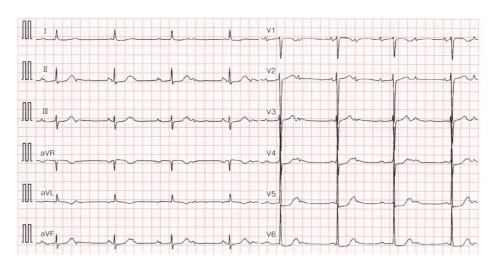

選択肢 ①1度房室ブロック ②Wenckebach型2度房室ブロック ③Mobitz型2度房室ブロック ④高度房室ブロック ⑤完全房室ブロック

Q40 40代男性．失神の既往あり．心電図所見より最も疑われる疾患はどれか．

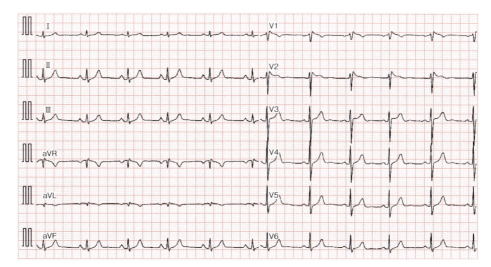

選択肢 ①早期再分極症候群 ②右脚ブロック ③Brugada症候群 ④不整脈原性右室心筋症 ⑤Fabry病

Q41 50代男性．頻拍中の心電図を示す．心電図所見より最も疑われる疾患はどれか．

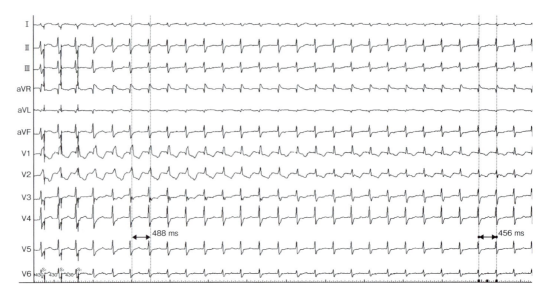

選択肢　①通常型房室結節リエントリー性頻拍　②稀有型房室結節リエントリー性頻拍　③心房頻拍
　　　　④房室リエントリー性頻拍（右側副伝導路）　⑤房室リエントリー性頻拍（左側副伝導路）

解答

Q42 90代男性．1週間前にペースメーカ植込み手術を施行した．心電図所見として正しいのはどれか．2つ選べ．

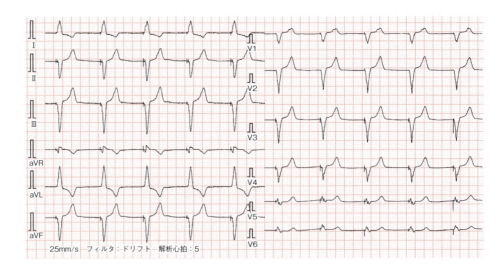

選択肢　①洞不全症候群　②心房静止　③心房細動　④心室ペーシング（右室中隔）
　　　　⑤心室ペーシング（右室心尖部）

解答

Q43 30代男性．動悸を主訴に救急外来を受診．心電図診断として正しいのはどれか．

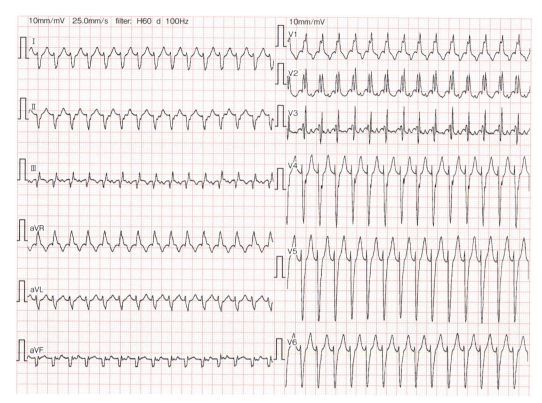

選択肢 ①心室頻拍，左脚前枝起源　②心室頻拍，左脚後枝起源　③心室頻拍，右室起源
④心室頻拍，左室心尖部起源　⑤上室性頻拍

解答

Q44 80代男性．維持透析中．意識障害，ショックバイタルで救急外来に搬送された．心電図所見より最も疑われる電解質異常はどれか．

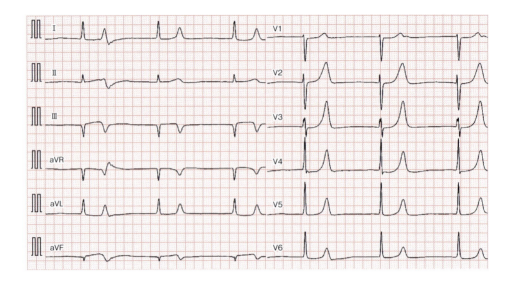

選択肢 ①低カリウム血症 ②低カルシウム血症 ③高カリウム血症 ④高カルシウム血症 ⑤高マグネシウム血症

Q45 60代男性．心不全で循環器外来通院中．症状はない．心電図所見として正しいのはどれか．

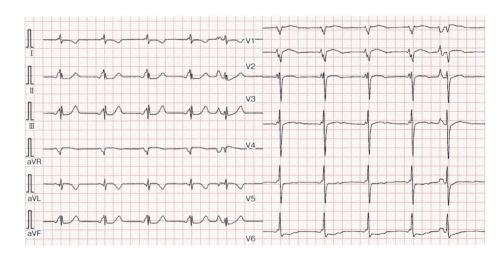

選択肢 ①異所性心房調律 ②接合部補充調律 ③房室ブロック ④等頻度房室解離 ⑤WPW症候群

Q46 70代女性．ふらつきを主訴に他院から紹介となった．心電図所見として正しいのはどれか．2つ選べ．

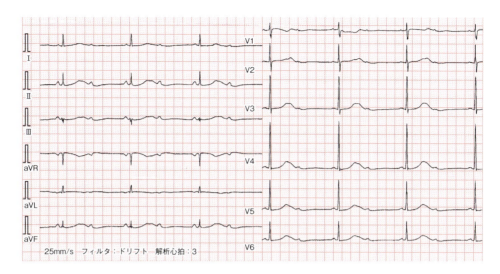

選択肢 ①洞調律　②ノッチ型T波　③非伝導性心房期外収縮　④左室高電位　⑤QT延長

Q47 80代男性．3時間前から持続する心窩部痛を主訴に循環器内科に紹介．心電図所見より最も疑われる疾患はどれか．

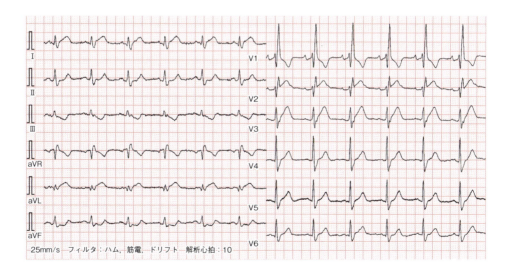

選択肢 ①非心原性疾患　②心筋梗塞（前壁）　③心筋梗塞（側壁）　④心筋梗塞（下壁）
　　　 ⑤肺塞栓症

Q48 60代女性．半年前に心房細動に対してカテーテルアブレーションを施行していた．動悸があり，循環器内科受診．心電図所見として正しいのはどれか．

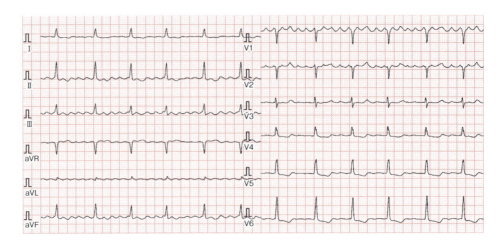

選択肢　①心房細動　②通常型心房粗動　③非通常型心房粗動　④房室結節リエントリー性頻拍　⑤完全房室ブロック

Q49 60代男性．30分前からの胸部絞扼感を主訴に救急外来を受診．担当医により急性冠症候群と診断された．心電図所見より最も疑われる責任冠動脈はどこか．

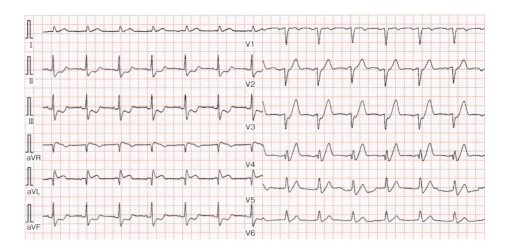

選択肢　①右冠動脈近位部　②右冠動脈遠位部　③左冠動脈主幹部　④左冠動脈前下行枝　⑤左冠動脈回旋枝

Q50 50代女性．意識消失発作があり，ホルター心電図を施行した．心電図所見として正しいのはどれか．

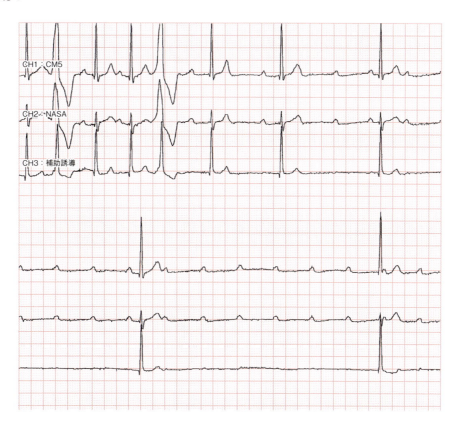

選択肢 ①1度房室ブロック　②Wenckebach型2度房室ブロック
　　　　③Mobitz型2度房室ブロック　④発作性房室ブロック　⑤完全房室ブロック

解 答

第2回解答・解説 ⇨ 別冊 p6〜11

索引

数字・ギリシャ文字

2：1AVB	104
2枝ブロック	31
3枝ブロック	30
Δ波	108

欧文

A・B

ARVC（arrhythmogenic right ventricular cardiomyopathy） 140

AT（atrial tachycardia） 114

atrial standstill 105

AVB（atrioventricular block） 104

AV delay 152

AVNRT（atrioventricular nodal reentrant tachycardia） 112

AVRT（atrioventricular reciprocating tachycardia） 112

aV$_R$アルゴリズム 130

AVSD（atrioventricular septal defect） 165

A型WPW症候群 27

Bachmann束 22

Bayés症候群 22

Brugadaアルゴリズム 128

Brugada症候群 144, 182

C・D

cAFL（common atrial flutter） 122

capture beat 129

cardiac memory 38

concordant 18

coved型 144

CPVT 183

crista supraventricularis pattern 32

Crochetage 164

CSP（conduction system pacing） 149

CTEPH（chronic thromboembolic pulmonary hypertension） 78

CTGA（corrected transposition of great arteries） 166

dagger-like Q wave 64

de Winter症候群 48

discordant 19

E・F

EA（Ebstein anomaly） 167

Ebstein奇形 166

Ein thovenの法則 176

ERS（early repolarization syndrome） 142

Fabry病 70

fusion beat 129

I〜N

ILVT（idiopathic left ventricular tachycardia） 96

Jervell and Lange-Nielsen症候群 182

J波症候群 142

Kent束 108

LAD近位部閉塞 46

LCX（left circumflex artery） 42

long RP'頻拍 114

LQT1 182, 183

LQTS（long QT syndrome） 136

Mobitz型2度AVB 104

narrow QRS頻拍 112

negative concordant 128

P

PAC（premature atrial contraction） 82

PDA（patent ductus arteriosus） 165

Peguero基準 26

P on T 83

positive concordant 128

PQ時間 16

PQ短縮 70

preexcited SVT 133

pseudo VT 133

PVC（premature ventricular contraction） 86, 90

P波 16, 22

Q

QRS波 16, 26, 30

QSパターン 68

QTc時間 19

QT延長 74, 182

QT延長症候群 136, 182

QT間隔 19

QT短縮 183

QT短縮症候群 137, 182

R

RCA（right coronary artery） 42

regular narrow QRS tachycardia ……112

reversed R progression ……………48

Rubenstein 分類 …………………100

S・T

SⅠQⅢTⅢパターン ………………78

saddle back 型 …………………144

short RP' ………………………112

slow Kent ………………………114

Spodick 徴候 ……………………58

SQTS（short QT syndrome）………137

SSS（sick sinus syndrome）………100

STEMI ……………………………42

Steurer アルゴリズム ……………133

ST 上昇 ……………………42, 58, 74

ST 上昇型心筋梗塞 ………………42

ST 低下 ……………………………56, 74

ST 変化 …………………18, 180, 181

SVT ………………………………128

swinging heart …………………61

TdP（torsade de pointes）………136

T 波 ……………………………18

V〜W

VSD（ventricular septal defect）……165

VT（ventricular tachycardia）…96, 128

Wedensky 現象 …………………106

Wellens 症候群 …………………48

Wenckebach 型 2 度 AVB ………104

wide QRS 頻拍 ……………96, 128

WPW 症候群 ……………………108

wrapped LAD ……………………48

和 文

あ行

悪性腫瘍 …………………………180

アミロイドーシス ………………61, 68

アンダーセンシング ……………155

移行帯 ……………………………18

遺伝性不整脈 ……………………182

陰性 T 波 …………………………38

陰性 U 波 …………………………56

右脚ブロック ………………27, 30, 96

右胸心 ……………………………172

右軸偏位 …………………………172

右室心尖部ペーシング …………147

右室中隔ペーシング ……………147

右心負荷 …………………………27

右側胸部誘導 ……………………52

右房負荷 …………………………22

オーバーセンシング ……………155

か行

開心術 ……………………………183

褐色細胞腫 ………………………38

カテーテルアブレーション …………118

カテコラミン誘発多形性心室頻拍……183

下壁梗塞 …………………………42

感染性心内膜炎 …………………182

完全代償性 ………………………87

間入性 ……………………………87

気胸 ………………………………170

急性前壁心筋梗塞 ………………74

胸水系

胸水 ………………………………61

胸痛 ………………………………42, 180

虚血性心疾患 ……………42, 46, 52, 56

鋸歯状波 …………………………122

巨大陰性 T 波 ………………38, 64, 74

経口避妊薬内服 …………………180

稀有型 AVNRT …………………114

稀有型房室結節リエントリー性頻拍……114

結核 ………………………………180

高カリウム血症 …………………158, 181

高カルシウム血症 ………………160, 183

高度 AVB …………………………104

高度肥満 …………………………61

後壁梗塞 ……………………27, 52

呼吸困難 …………………………180

コシュタージュ …………………164

さ行（さ）

左脚後枝起源 ……………………96

左脚前枝起源 ……………………96

左脚前枝ブロック ………………30

左脚ブロック ……………………34

左脚領域ペーシング ……………149

左軸偏位 …………………………30

左室起源特発性心室頻拍 …………96

左室高電位 ………………………64

左室後壁 …………………………52

左室ペーシング …………………148

左室壁肥大 ………………………64

左房負荷 …………………………22

サルコイドーシス ………………30

三尖弁輪 …………………………122

さ行（し）

刺激伝導系ペーシング	149
持続性心房細動	118
室上稜パターン	32
失神	182, 183
修正大血管転位症	166
手根管症候群	181
手術	182
上気道炎	180
上室頻拍	128
小児	162
徐脈	181
徐脈頻脈症候群	100
心アミロイドーシス	68, 180, 181
心外膜炎	58
心筋炎	58
心筋炎後遺症	61
心筋梗塞	58
心筋症	182
心サルコイドーシス	30, 69
心室期外収縮	86, 90
心室固有調律	102
心室中隔欠損症	165
心室頻拍	90, 92, 96, 128
心室補充調律	101
心尖部肥大型	64
心尖部肥大型心筋症	38
心タンポナーデ	61
心停止	183
心内膜炎	58
心内膜下梗塞	38

心嚢液	61, 180
心肺停止	182
心拍数	15
腎不全	181
心房期外収縮	82, 106
心房細動	68, 118
心房細動アブレーション	183
心房静止	105
心房粗動	122
心房中隔欠損症	164
心房頻拍	114
心膜炎	58, 180

さ行（す〜そ）

ストレス	181
脊柱管狭窄症	181
接合部補充調律	101
前胸部陰性T波	78
センシング不全	155
前側壁梗塞	46
先天性LQTS	136
先天性QT延長症候群	182
先天性QT短縮症候群	183
前壁梗塞	46
早期再分極症候群	58, 142, 182
促進性心室固有調律	102
側壁梗塞	46

た行

大動脈弁狭窄	181
大動脈弁狭窄症	183
たこつぼ心筋症	38, 74, 181

中隔性q波	17
通常型心房粗動	122
通常型房室結節リエントリー性頻拍	112
低カリウム血症	38, 158, 182
低カルシウム血症	160
低電位	61, 68, 180, 181
電解質異常	158
電極つけ間違い	172, 174
伝導障害	68
洞徐脈	100
洞性頻脈	78
透析患者	181
洞停止	100
洞不全症候群	100
洞房ブロック	100
動脈管開存症	165
特発性PVC	87
時計方向回転	18
突然死	182

な行

内臓逆位	172
二次性心筋症	68
妊娠	180
ノイズ	178
脳血管障害	38

は行

肺静脈隔離	118
肺塞栓症	38, 78, 180
背部誘導	52
波形	15

パターン	164
バッハマン束	22
反時計回転（反時計方向回転）	18, 122
ヒス束	182
肥大型心筋症	19, 64, 182, 183
非対称中隔肥大型	64
左回旋枝	42
左気胸	170
非通常型心房粗動	126, 183
非伝導性心房期外収縮	83
非特異的心室内伝導障害	36
肥満患者	180
不完全代償性	87
副伝導路	108
不整脈	183

不整脈原性右室心筋症	140, 182
ペーシング波形	147
ペーシング不全	154
ペースメーカ	152
ベラパミル感受性VT	96
変行伝導	82, 128
房室結節	182
房室結節リエントリー性頻拍	114
房室中隔欠損症	165
房室ブロック	30, 104, 182
房室リエントリー性頻拍	112
補充収縮	101
補充調律	101
捕捉収縮	129
発作性心房細動	118

発作性房室ブロック	106

ま行

慢性血栓塞栓性肺高血圧症	78
慢性心房細動	118
右冠動脈	42
右気胸	170

や・ら行

融合収縮	129
リエントリー性不整脈	183
流出路起源心室期外収縮	86
両心室ペーシング	148

[著者プロフィール]

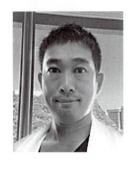

萬納寺 洋士（まんのうじ ひろし）
済生会福岡総合病院 循環器内科

2010年九州大学医学部医学科卒業．総合内科専門医，循環器内科専門医，不整脈専門医，CVIT認定医，心電図検定1級マイスター，医学博士．

動く臓器心臓に一目惚れして学生の時分から循環器内科を専門と決めていたものの，テニスに明け暮れ，当時からとても優秀だった矢加部先生には大変お世話になる．九州厚生年金病院（現JCHO福岡病院），九州大学病院，済生会福岡総合病院，九州大学病院大学院，浜の町病院を経て現職．"自身で完結する循環器内科医"をモットーに重症心不全，PCI，デバイス，アブレーションを含めた診療にあたる．

▶ 読者の方へのメッセージ
心電図検定の構想に感銘を受け，より多くの方に心電図の魅力が伝わればと本書の企画に至りました．昔から変わらぬ矢加部先生の突き詰めた知識量に若干引きつつ，臨床現場にも通じる本となるよう2人で工夫をこらしました．
本書を活用して心電図検定に挑んで，そしてその知識を臨床の現場にも活かしていただけますと幸いです．

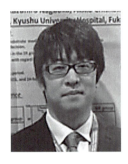

矢加部 大輔（やかべ だいすけ）
国立病院機構九州医療センター 循環器内科

2010年九州大学医学部医学科卒業．同年より手稲渓仁会病院で初期研修，後期研修で研鑽を積み，2016年より九州大学病院循環器内科，2018年より現職．萬納寺先生（萬ちゃん）とは大学の同級生．

専門は循環器内科，不整脈（カテーテルアブレーション，デバイス治療）．はじめて執筆した原著論文はP波に関連した観察研究（J Cardiol. 2020；75：360-7.）．普段から臨床で疑問に感じたことを調べ，論文にまとめることが好き．X（旧Twitter）で心電図検定の存在を知り，自身も受検してみて何となく読んでいた心電図学の奥深さに感銘を受けていたところ，萬ちゃんから声をかけられ，今回，筆を執るきっかけとなった．

▶ 読者の方へのメッセージ
最初に執筆を始めたときは，あまりにも詳しく書きすぎて萬ちゃんに随分カットされてしまいました．
本書をマスターして，皆さんで心電図検定試験に合格しましょう！

心電図完全攻略マニュアル　マイスターが教える
1・2級合格への最強メソッド

2024年10月15日　第1刷発行
2024年10月20日　第2刷発行

著　者　　萬納寺洋士，矢加部大輔
発行人　　一戸裕子
発行所　　株式会社　羊　土　社
　　　　　〒101-0052
　　　　　東京都千代田区神田小川町2-5-1
　　　　　TEL　　03（5282）1211
　　　　　FAX　　03（5282）1212
　　　　　E-mail　eigyo@yodosha.co.jp
　　　　　URL　　www.yodosha.co.jp/

ⓒ YODOSHA CO., LTD. 2024
Printed in Japan

ISBN978-4-7581-1303-8

装　幀　　小口翔平＋畑中　茜（tobufune）
印刷所　　日経印刷株式会社

本書に掲載する著作物の複製権，上映権，譲渡権，公衆送信権（送信可能化権を含む）は（株）羊土社が保有します．
本書を無断で複製する行為（コピー，スキャン，デジタルデータ化など）は，著作権法上での限られた例外（「私的使用のための複製」など）を
除き禁じられています．研究活動，診療を含み業務上使用する目的で上記の行為を行うことは大学，病院，企業などにおける内部的な利用であっ
ても，私的使用には該当せず，違法です．また私的使用のためであっても，代行業者等の第三者に依頼して上記の行為を行うことは違法となります．

JCOPY ＜（社）出版者著作権管理機構　委託出版物＞
本書の無断複写は著作権法上での例外を除き禁じられています．複写される場合は，そのつど事前に，（社）出版者著作権管理機構（TEL 03-
5244-5088，FAX 03-5244-5089，e-mail：info@jcopy.or.jp）の許諾を得てください．

乱丁，落丁，印刷の不具合はお取り替えいたします．小社までご連絡ください．

羊土社のオススメ書籍

読み方だけは確実に身につく心電図

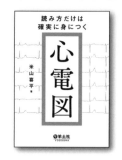

米山喜平／著

本書を手にした今日,心電図が読めるようになる！あらゆる心電図判読の軸となる判読法を紹介したら,続く40症例の心電図で判読法を定着,強力にしていきます！

■ 定価3,960円（本体3,600円+税10%） ■ A5判 ■ 259頁 ■ ISBN 978-4-7581-0767-9

心電図ワークアウト600
圧倒的実例で不整脈の判読をマスター

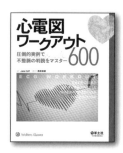

Jane Huff／著,西原崇創／監訳

「どうすれば本当に心電図を読めるようになるの？」という悩みに対し「多くの波形に触れる」メソッドで学習者の信頼をつかんできた米国の定番書が,日本上陸です.

■ 定価5,500円（本体5,000円+税10%） ■ AB判 ■ 326頁 ■ ISBN 978-4-7581-0761-7

循環器の検査 基本とドリル

心電図・心エコーなどの適切な検査の選び方・考え方

池田隆徳／監,阿古潤哉／編

心電図や心エコー,カテーテル検査など,循環器診療で使う「検査」の選び方や組み合わせ方,結果の考え方を研修医向けに解説！「循環器薬ドリル」とあわせて読みたい1冊.

■ 定価4,950円（本体4,500円+税10%） ■ B5判 ■ 272頁 ■ ISBN 978-4-7581-2411-9

循環器薬ドリル

薬剤選択と投与後のフォローも身につく症例問題集

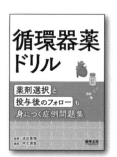

池田隆徳／監,阿古潤哉／編

基本の処方パターンを徹底トレーニング！症例問題を解きながら,目の前の患者さんに適した薬剤選択,経過に合わせた変更・中止など,臨床に直結する考え方も自然と身につく

■ 定価4,950円（本体4,500円+税10%） ■ B5判 ■ 248頁 ■ ISBN 978-4-7581-0764-8

発行 羊土社 YODOSHA

〒101-0052 東京都千代田区神田小川町2-5-1　TEL 03(5282)1211　FAX 03(5282)1212
E-mail：eigyo@yodosha.co.jp
URL：www.yodosha.co.jp/

ご注文は最寄りの書店,または小社営業部まで

羊土社のオススメ書籍

格段にうまくいく
カテーテルアブレーションの基本とコツ　改訂版

エキスパートが教える安全・確実な手技と合併症対策

高橋　淳／編

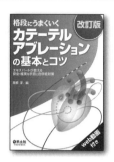

安全かつ迅速な手技の習得に最適な定番書をアップデート！web動画や新たな機器の適切な使用法を追加し、現在施行されているアブレーション法をすべて網羅して解説！

■ 定価8,910円（本体8,100円＋税10％）　■ B5判　■ 407頁　■ ISBN 978-4-7581-0763-1

確実に身につく
心臓カテーテル検査の基本とコツ　第3版

冠動脈造影所見＋シェーマで、血管の走行と病変が読める！

中川義久／編

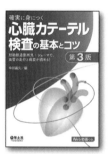

穿刺部位・デバイスの選び方から病変の評価法まで丁寧に解説した定番書．シェーマ付きで冠動脈造影の読影にも自信がつく！改訂に伴い冠微小循環の項目を追加！

■ 定価8,580円（本体7,800円＋税10％）　■ B5判　■ 363頁　■ ISBN 978-4-7581-1300-7

医療統計、データ解析しながら
いつの間にか基本が身につく本

Stataを使ってやさしく解説

道端伸明, 麻生将太郎, 藤雄木亨真／著

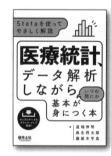

臨床研究に必要なところだけコンパクトに解説！ 統計の基本を読み，サンプルデータを使って実際にデータ解析することで，難しいと思っていた医療統計もすんなりわかる！

■ 定価3,520円（本体3,200円＋税10％）　■ B5判　■ 192頁　■ ISBN 978-4-7581-2379-2

僕らはまだ、臨床研究論文の
本当の読み方を知らない。

論文をどう読んでどう考えるか

後藤匡啓／著, 長谷川耕平／監

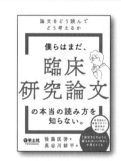

論文を読むのに苦労している人は多い．読み方を教わらないのに，正しく解釈することを求められるから．本書は「どこまで理解して読めばいいのか？」の道筋を示した本です．

■ 定価3,960円（本体3,600円＋税10％）　■ A5判　■ 310頁　■ ISBN 978-4-7581-2373-0

発行　羊土社 YODOSHA　〒101-0052 東京都千代田区神田小川町2-5-1　TEL 03(5282)1211　FAX 03(5282)1212
E-mail : eigyo@yodosha.co.jp
URL : www.yodosha.co.jp/

ご注文は最寄りの書店，または小社営業部まで

羊土社のオススメ書籍

患者さんを総合的に診るための
内科外来これ一冊、必携書

大玉信一／著

一般外来で診察する機会の多い疾患を網羅．診断や治療薬など，実臨床で本当に必要なことを厳選してわかりやすく解説！これ1冊でなんとかなる，日常診療の必携書！

■ 定価9,680円（本体8,800円＋税10%）　■ B5判　■ 541頁　■ ISBN 978-4-7581-2420-1

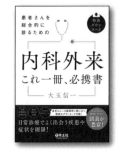

医師のための処方に役立つ薬理学
診療が変わる！薬の考え方と使い方

笹栗俊之／著

「薬理学」は日常診療にもっと使える！薬物相互作用・モニタリング・副作用などの「処方・診療に必須の知識」がポイントで理解できる，処方に携わる全医師におすすめの1冊．

■ 定価4,400円（本体4,000円＋税10%）　■ A5判　■ 414頁　■ ISBN 978-4-7581-2417-1

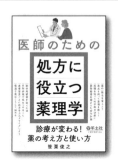

レジデントノート増刊 Vol.26 No.11
新版 マイナーエマージェンシー
いざというとき慌てない！！
針が刺さった、餅がつまった、動物に咬まれたなど
慣れない症候に対応するための自分がやるべきこと・専門医へのつなぎ方

上山裕二／編

耳に虫が入った，指輪が抜けないなど，救急外来で必ず出会うけど対応に迷うマイナーエマージェンシーについて研修医必須の知識が満載！適切な処置，コンサルトができる！

■ 定価5,170円（本体4,700円＋税10%）　■ B5判　■ 304頁　■ ISBN 978-4-7581-2723-3

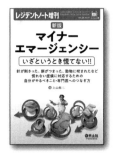

Pythonで体感！ 医療とAI はじめの一歩
糖尿病・乳がん・残存歯のデータ、肺のX線画像を使って
機械学習・深層学習を学ぶ体験型入門書

宮野　悟／監，中林　潤，木下淳博，須藤毅顕／編

医療データとPythonを使って，機械学習や深層学習のしくみをざっくり学べる一冊．AI時代に必要なデータリテラシーの基本が身につく．生命科学研究者にもお勧め．

■ 定価3,960円（本体3,600円＋税10%）　■ A5判　■ 239頁　■ ISBN 978-4-7581-2418-8

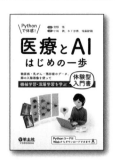

発行　羊土社 YODOSHA
〒101-0052 東京都千代田区神田小川町2-5-1　TEL 03(5282)1211　FAX 03(5282)1212
E-mail：eigyo@yodosha.co.jp
URL：www.yodosha.co.jp/

ご注文は最寄りの書店，または小社営業部まで

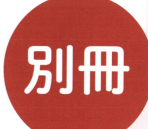

心電図
完全攻略マニュアル
マイスターが教える1・2級合格への最強メソッド

**模擬テスト
解答・解説**

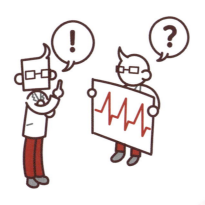

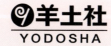

心電図完全攻略マニュアル マイスターが教える
1・2級合格への最強メソッド

模擬テスト　第1回　解答・解説

Q1

正解 ①通常型房室結節リエントリー性頻拍

regular narrow QRS頻拍に関する問題です．aVR誘導ではQRS波にほぼ一致するP'波（RP'＜100 ms）を認めており，典型的な通常型房室結節リエントリー性頻拍（slow-fast AVNRT）の所見です．
→p111 問題24参照

Q2

正解 ①通常型心房粗動

Ⅱ，Ⅲ，aVF誘導で下向き鋸歯状波，V1誘導で比較的明瞭な陽性心房波，V6誘導で陰性心房波を認めており，通常型心房粗動と診断します．完全右脚ブロック波形を呈していますが，RR間隔が長くなっても波形は変わらず，頻拍による変行伝導ではなく，もともと完全右脚ブロックがあるようです．
また，最後の一拍はややRR間隔が延長していますが，機序がregularな頻拍であってもWenckebach伝導などでRR間隔が不整になることはめずらしくありません．試験ではあまり神経質にならずに即答しておきましょう．
→p121 問題26参照

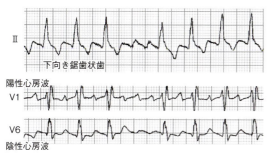

Q3

正解 ②1度房室ブロック

P波あり，基本調律は洞調律です．PQ間隔＞200 msで一定であり，1度房室ブロックと診断します．→p14 問題1，p103 問題22参照

Q4

正解 ④心房期外収縮

一見して不整ですが思い込みは禁物です．先行するP波があり，基本調律は洞調律です．ディバイダーで確認をすると"絶対不整"ではなく期外収縮（●）が入り込んでいることがわかります．期外収縮の一部でQRS波形が変化していますが，先行するP波があり，心房期外収縮の変行伝導と考えられます．
期外収縮の問題は難易度が高く，常日頃から丁寧に測る習慣がついているか試されます．来たる試験に向けてディバイダーを研いでおきましょう！
→p81 問題17参照

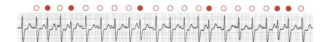

Q5

正解 ②心房細動

P波の消失とRR間隔の絶対不整あり，心房細動の所見です．Q4の心電図との違いを自信をもって説明できれば心電図のプロ！です．
→p117 問題25参照

Q6

正解 ①右室流出路自由壁

Ⅱ，Ⅲ，aVF誘導で高いR波を認め，流出路または僧帽弁上側と考えます．さらに移行帯＞V4誘導であることから右室流出路，またⅡ，Ⅲ，aVF誘導でnotchありのため自由壁起源です．流出路起源の心室期外収縮は臨床でも多く遭遇するため覚えていて損はありません．丸覚えしておきましょう．
→p85 問題18参照

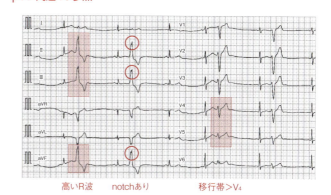
高いR波　　notchあり　　移行帯＞V4

Q7

正解 ②完全房室ブロック，④心房粗動

Ⅱ，Ⅲ，aVF誘導で下向き鋸歯状波，V1誘導で比較的明瞭な陽性心房波，V6誘導で陰性心房波を認め，通常型心房粗動の診断となります．また，RR間隔は大きなマスで9マス強（心拍数30回/分台）と徐脈となっており，整であることから，完全房室ブロックを合併していると判断します．不整脈＋完全房室ブロックはよく出題されるので，構えておきましょう！
→p103 問題22，p121 問題26参照

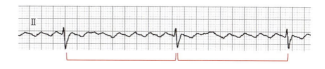

Q8

正解 ③心膜炎

広範な誘導でのST上昇がみられ，鏡面像を認めません．Ⅱ誘導をみるとTP間で1 mm以上右肩下がり，PR低下を認めています（Spodick徴候）．病歴とあわせて典型的な心膜炎の所見です．
なお，V6誘導のST/T比＞0.25は満たしていませんが，特に不整脈以外の心疾患において心電図所見に絶対はありませんので，1つの所見にとらわれず総合的に判断しましょう．→p57 問題11参照

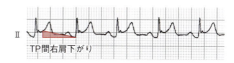
TP間右肩下がり

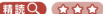

Q9

正解 ⑤心房期外収縮

広範なST上昇を認めますが，V1誘導はST上昇を認めず，またST上昇のある誘導の対側誘導でのST低下（鏡面像）はみられません．強いQT延長を認めており，病歴とあわせて**たこつぼ心筋症**と診断します．が，問題は調律についての問いです．
QRSに先行するP波がみられており洞調律です．T波終末にP波がみられており，2：1房室ブロックを鑑別としますが，P波をよく見ると不整であり，非伝導性心房期外収縮（blocked PAC）と判断します．房室ブロック，期外収縮の鑑別は難しいので，必ずディバイダーで計測をしましょう．
→p73 問題15，p81 問題17参照

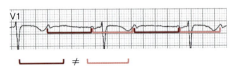

Q10

正解 ③左前下行枝

V1～V5誘導およびⅡ，Ⅲ，aVF誘導でST上昇を認めています．下壁まで灌流する左前下行枝（wrapped LAD）の心筋梗塞の所見です．
→p45 問題8参照

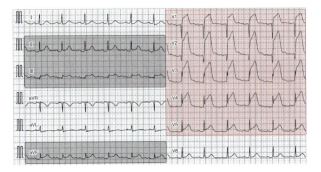

Q11

正解 ②右冠動脈遠位部

Ⅱ，Ⅲ，aVF誘導のST上昇（Ⅱ＜Ⅲ）があり，右冠動脈と判断します．さらに前胸部誘導のST低下もみられるため，遠位部（Seg3）と判断します．
→p41 問題7参照

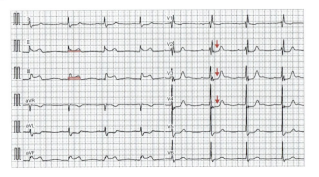

Q12

正解 ①右冠動脈近位部

Ⅱ，Ⅲ，aVF誘導のST上昇（Ⅱ＜Ⅲ）から右冠動脈と判断します．また，胸部誘導のST低下がなく，近位部の閉塞により鏡面像が相殺されていると判断できるため，①が正解です．右冠動脈は近位部より末梢病変の方が心電図変化が大きく見えることがあり注意が必要です．→p41 問題7参照

Q13

正解 ④左回旋枝

Ⅱ，Ⅲ，aVF誘導のST上昇を認めますが，Q11，12とは異なり，STの高さはⅢ＜Ⅱです．したがって，左回旋枝と判断します．→p41 問題7参照

Q14

正解 ⑤心房粗動

RR間隔は不整ですが"絶対不整"ではなく，黒括弧（⌣）と赤括弧（⌣）はそれぞれ同じ間隔となっています．心房粗動もしくは洞調律＋心房期外収縮を鑑別としますが，P波はなく粗動を示唆する基線の揺れがみられることから心房粗動と判断します．連結期が短いときにややwide QRSとなるのは変行伝導と考えられます．→p121 問題26，p125 問題27参照

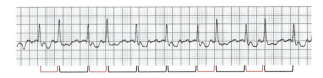

同一症例の2：1伝導

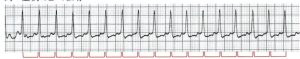

Q15

正解 ①左前側壁

WPW症候群の副伝導路起源は一度覚えれば得点源となるので，必ずおさえておきましょう．Δ波の極性は，V1陽性のため左側，aVF陽性のため前側壁側で，正解は，①左前側壁となります．→p107 問題23参照

Q16

正解 ⑤後中隔

V1誘導でQパターンのため中隔（C型），aVF誘導陰性のため後壁側となります．Ⅱ誘導は一見Δ波陰性に見えますが，立ち上がりから20～40 msと見ると±で心外膜側とまではいかない所見です．実際に本症例の副伝導路は僧帽弁側後中隔より焼灼できています．余談ですがB型は再発が多く，C型は伝導路に近いため通電に気をつかうことが多くなります．術前説明の時点で注意が必要です．→p107 問題23参照

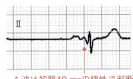

Δ波は初期40 msの極性で判断

Q17 応用 ★★☆

正解 ②稀有型房室結節リエントリー性頻拍，③心房頻拍

regular narrow QRS頻拍に関する設問です．Long RP'であり，心房頻拍，稀有型房室結節リエントリー性頻拍，房室リエントリー性頻拍（slow Kent）が鑑別にあがります．したがって，選択肢のなかでは②③が正解です．なお，不適切洞性頻拍は洞結節のさらに上側を起源とする頻拍であり，Ⅱ，Ⅲ，aV_F誘導は洞調律よりも高く陽性になります．→p111 問題24参照

Q18 精読 ★★★

正解 ①オーバーセンシング

基本調律は心房細動，自己のQRS波形は不完全右脚ブロックの所見です．自己脈の直後にペーシング波形がみられている（図中のA），つまり自己脈を感知できていない，アンダーセンシングの所見です．ペーシングスパイクが十分に間をおいて入っていても心室補足できていないのはペーシング不全の所見です（図中のB）．オーバーセンシングではペースメーカーは心臓が興奮していると勘違いするのでペーシングスパイクは発生しません．
ほかに読みとれる情報としては，スパイク間隔は6マスであり設定は50回/分です．また2回目のペーシングは他のペーシングスパイクと間隔が違い，前の心拍（○）からちょうど6マスとなっているため，前の心拍（○）は感知できているようです．最後の一拍はQRSを補足できています．
さらに，ペーシング捕捉できている波形をみると左脚ブロック波形ですが，V_6誘導でQ波がなく，通常，一時ペーシングで留置される右室心尖部ペーシングの波形にはなっていません．
WI 50回/分で挿入をした一時ペーシングが抜けてきていることが示唆されます．→p146 問題33，p151 問題34参照

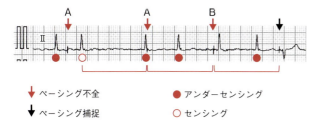

Q19 応用 ★★☆

正解 ①心室頻拍

房室解離がみられており，これだけで心室頻拍と診断できます．なお，モニター心電図とはいえ，QRS波形が非常に幅広く，この点も心室頻拍を支持する所見です．また，ノイズであればQRS波がみられるはずですが揺らぎの中にQRS波のような鋭い電位は見られず，否定的と考えます．
→p127 問題28参照

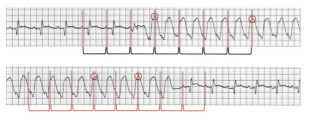

○ 房室解離＝心室頻拍の所見

Q20 精読 ★☆☆

正解 ②洞停止

突然の洞停止をきたしており洞不全症候群Ⅱ型と診断します．停止時間は2拍分よりも長く，洞停止の所見です．→p99 問題21参照

Q21 精読 ★★☆

正解 ①洞不全症候群，②接合部補充調律

心拍数＜50回/分であり，まずは洞不全症候群の診断となります．さらに洞調律と同様のQRS波形であること，T波後半に逆行性のP波が重なっていることから接合部補充調律と判断します．
補充調律の間隔が長く，逆行性のP波がQRS波よりかなり遅れていることから接合部の下側から出ていることが推察されます．→p99 問題21参照

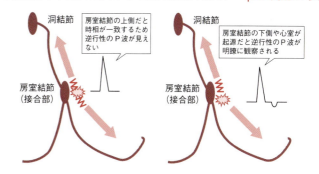

Q22 Snap ★☆☆

正解 ②肺塞栓症

典型的な病歴から肺塞栓症を疑い判読します．洞性頻脈，前胸部誘導の陰性T波，ＳⅠＱⅢＴⅢパターンと肺塞栓症に特徴的な所見です．
→p77 問題16参照

Q23 Snap ★☆☆

正解 ①高カリウム血症

T波増高，P波の欠落，QRS幅の拡大を認め，高カリウム血症の所見です．透析という病歴も要チェックです．→p157 問題35参照

Q24 Snap ★☆☆

正解 ④低カルシウム血症

骨粗鬆症について内服加療中であり，カルシウム異常を念頭に判読に入ります．ST延長を伴うQT延長であり，低カルシウム血症と判断します．なお，本症例はビスホスホネート製剤の過量内服による低カルシウム血症でした．→p157 問題35参照

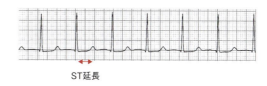

ST延長

Q25
正解 ⑤正常所見

試験では最も難しい，正常所見の診断です．実際に出てくるとかなり時間をとられてしまいます．迷ったら各波形の正常値を1つずつ確認しましょう．選択肢に目を向けると早期再分極症候群を疑うJ波はなく，V₁～V₂でBrugada症候群を示唆するST上昇はみられません．また心膜炎や心筋梗塞を疑うST-T変化もありません．なおV₁誘導のみの陰性T波は正常範囲の所見です．正解は正常所見となります．→p14 問題1参照

Q26
正解 ③心房期外収縮，④左房負荷

一見して不整ですが，QRSに先行するP波あり，基本調律は洞調律です．また不整な拍にも先行するP波があり，心房期外収縮の所見です（3つ目の赤丸は心室に伝導していません）．右脚ブロック波形は変行伝導と考えられます．V₁誘導でのP terminal force＞1×1マスと左房負荷所見がみられます．→p21 問題2，p81 問題17参照

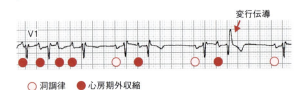

Q27
正解 ⑤ノイズ

基線が揺れているなかでも前後のRR間隔に一致してQRS波を認め，ノイズと判断します．迷ったら必ずディバイダーで確認をしましょう．→p177 問題41参照

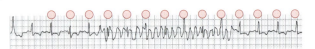

Q28
正解 ⑤左房負荷

QRSに先行するP波があり，基本調律は洞調律です．T波のなかにP波が埋もれていますが，P波間隔は一定でないことから洞調律＋房室ブロックではなく，心房期外収縮と判断します．心室興奮としては徐脈ですが，期外収縮をあわせると心房興奮頻度は保たれており，洞不全症候群ではありません．V₁誘導でのP波はterminal force＞1×1マスと左房負荷所見がみられます．→p21 問題2，p81 問題17参照

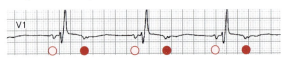

Q29
正解 ②心房細動，⑤ペーシング不全

P波の消失＋RR間隔の絶対不整あり，基本調律は心房細動です．不整なので完全房室ブロックの所見ではなく，また心房細動なので心房期外収縮も発生しません．
ペーシングスパイクはみられますが脈拍はみられず，ペーシング不全の所見です．なおオーバーセンシングであればペースメーカーは心臓が興奮していると判断してペーシングは入りません．
→p146 問題33，p151 問題34参照

Q30
正解 ④心房頻拍，肺静脈起源

房室リエントリー性頻拍，房室結節リエントリー性頻拍は基本的に1：1伝導となるため，心房頻拍と判断します．胸部誘導がすべて陽性（positive concordant）であることから左房起源と判断します．さらにⅠ誘導陽性，下方誘導陽性であり，右上肺静脈が起源と推定されます．
→p125 問題27参照

Q31
正解 ①心房細動，③心室頻拍

P波の消失＋RR間隔の絶対不整あり，基本調律は心房細動です．早いタイミングでの心室期外収縮が再分極にぶつかり，全体に大きなうねりを伴う多形性心室頻拍，Torsades de pointes（TdP）に移行しています．
→p117 問題25，p177 問題41参照

Q32
正解 ①洞不整脈

RR間隔は不整ですが，先行するP波があり基本調律は洞調律です．前胸部誘導の陰性T波は10代としては正常所見です．また呼吸性の洞不整も若年者特有の所見です．→p161 問題36参照

Q33
正解 ①右室流出路自由壁

Ⅱ，Ⅲ，aVFで高いR波であり，流出路または僧帽弁上側と考えられます．さらに移行帯はV₃であり右室流出路か左室流出路か判断に悩みますが，V₂を見るとR/Sは洞調律よりも小さく（＝移行帯は前側にあり），Ⅰ誘導のS波もないことから，右室流出路起源，Ⅱ，Ⅲ，aVFのnotchがあり，自由壁側と考えます．→p85 問題18参照

Q34
正解 ②心尖部肥大型心筋症

左室高電位，左房負荷所見，V₄を中心とした巨大陰性T波（＞10 mm）を認めており，心尖部肥大型心筋症に特徴的な所見です．→p63 問題13参照

Q35
正解 ③His近傍

Ⅱ，Ⅲ，aVF誘導の高くない心室期外収縮で，V₁誘導でQSパターン，Ⅰ誘導で広いR波，R波の高さⅢ＜ⅡとHis近傍心室期外収縮を疑う所見です．
→p85 問題18，p89 問題19参照

Q36 Snap

正解 ①完全右脚ブロック

V₁誘導で後半成分の大きなR'波，V₆誘導で幅広いS波を認め，完全右脚ブロックの所見です．ちなみに設問とは直接関係はありませんが右脚ブロックを見かけたら1度房室ブロック，軸偏位がないかを見る習慣をつけておくことが大切です．なお，本症例の肢誘導低電位は肥満によるものでした．
→p29 問題4参照

Q37 精読

正解 ③Wenckebach型2度房室ブロック

PQ間隔が徐々に延長していくので，Wenchebach型2度房室ブロックと判断します．
なお，完全房室ブロックではQRS波が心房に引っ張られないため，RR間隔は整となります．→p103 問題22参照

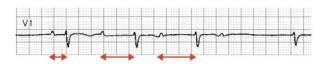

Q38 精読

正解 ②R波増高不良

QRSに先行するP波があり，基本調律は洞調律です．Ⅱ誘導のP幅＞120 ms，V₁誘導のP terminal force増大を認め，左房負荷の所見です．V₃＜0.3 mVとR波増高不良の基準を満たします．QRS高，S波高から左室肥大の基準は満たしません．またQRS幅＜120 msで完全左脚ブロック，非特異的心室内伝導障害の基準は満たしません．
波形の性状を問われる問題では基準となる数値を覚えておく必要があります．
→p14〜33，45 問題1〜5，8参照

Q39 応用

正解 ⑤心房細動

心室頻拍と早期興奮を伴う上室性頻拍との鑑別は非常に難しく，手持ちの知識を総動員して挑むこととなります．本症例はRR間隔の絶対不整があり心房細動調律が疑われること，またSteurerアルゴリズムでは心室頻拍の基準を満たさないことから，早期興奮を伴う心房細動（pseudo VT）と判断します．→p127 問題28参照

Q40 精読

正解 ①心房細動，⑤CRT-D植込み術後

明らかなf波がありますが，鋸歯状波としては形が不安定であり，基本調律は心房細動とわかります．また，ペーシング波形は比較的narrowでV₁〜V₃誘導でR波があり，またⅠ，aV_L誘導で陰性となっていることから左室側壁からのペーシング（両室ペーシング）と考えます．
→p117 問題25，p146 問題33参照

Q41 応用

正解 ⑤三尖弁

Ⅱ，Ⅲ，aV_F誘導の高くない心室期外収縮で，His近傍や心外膜といった特殊な心室期外収縮の波形でもありません．左脚ブロック波形であることから右室起源として，三尖弁起源と判断します．→p89 問題19参照

Q42 Snap

正解 ②早期再分極症候群

Ⅱ，Ⅲ，aV_F誘導ではスラー型のJ波，V₅〜V₆はnotch型のJ波を認めます．病歴とあわせて早期再分極症候群（J波症候群）の疑い，となります．
→p141 問題31参照

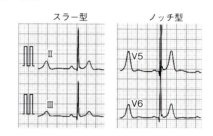

Q43 応用

正解 ①心室頻拍，左室心尖部

V₁誘導に房室解離を伴うP波がみられており，これだけで心室頻拍の診断です．
wide QRS頻拍の鑑別で，まずは"見つけたらラッキーな所見"を探します．
Ⅱ，Ⅲ，aV_F誘導でQSパターン，V₅〜V₆誘導でQSパターンであることから左室心尖部起源と考えられます．→p89 問題19，p127 問題28参照

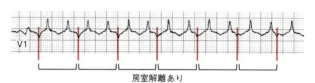

房室解離あり

Q44 精読

正解 ②接合部期外収縮

2拍目が期外収縮のため不整となっています（図中の○）．期外収縮はnarrowですが，逆行性P波を認めることから，心房期外収縮ではなく，接合部期外収縮と判断します．P波が伝導していない，というわけではないため房室ブロックではありません．→p81 問題17，別冊p3 Q21参照

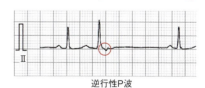

逆行性P波

Q45 精読

正解 ②心房細動

2拍目までは洞調律→心房細動に移行しています．心房波がはっきりと見えるため心房粗動を疑いますが，間隔は不整でありリエントリーではないと判断します．→p117 問題25参照

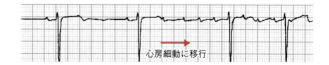

心房細動に移行

Q46

正解 ⑤心室中隔，左脚領域

V₁誘導で特徴的qR波形を認めており，左脚エリアペーシングの所見です．narrow QRSですが，Ⅰ，aVL誘導は陽性であり，中隔側からの伝導が示唆されます．つまり，左室側壁ペーシング（CRT）ではないと判断します．
→p146 問題33参照

Q47

正解 ②肺高血圧症

右室肥大の所見〔V₁ R波増高（＞ 0.7 mV）＋ V₁〜V₃ strain T〕，右軸偏位，Ⅰ，aVLの深いS波）あり，慢性的な右室の圧負荷が考えられます．なお，急性肺塞栓では右室心筋が厚くなるところまでは至らないので，右室肥大の所見にはなりません．→p25 問題3，p77 問題16参照

Q48

正解 ①冠静脈洞入口部

心房期外収縮も極性で部位診断を行います．Ⅱ，Ⅲ，aVF陰性であることから心房の下側と判断します．選択肢のなかで心房の下側は冠静脈入口部のみです．→p81 問題17参照

Q49

正解 ③左室圧負荷

高血圧症や大動脈弁狭窄症などで左室圧負荷がかかり続けることで左室肥大をきたします．本症例は左室肥大の基準SV₁＋V₅ (or V₆) R ≧ 3.5 mV or V₅ (or V₆) R ≧ 2.6 mVを満たしており，またストレインパターンの陰性T波を認めています．左室容量負荷では心尖部側（V₅, V₆）でのT波の増高を認めます．心房負荷，右室負荷の所見についてもあわせて確認をしておきましょう．→p21 問題2，p25 問題3参照

Q50

正解 ②心室頻拍，左室前壁

V₁は陽性ですが右脚ブロックとしては非典型的な形であり，またQRS幅が非常に幅広いことからVTと判断します．aVRアルゴリズムでもノッチがあり，slow QSパターンからVTとなります．決め手となる所見が見つからないwide QRS波形はいろいろな手がかりを総動員して診断をかためていくことが大事です．起源については，

❶特殊な波形ではなく，
❷右脚ブロックパターン⇨左室
❸V₆ QSパターンではない⇨中部
❹Ⅰ，aVL誘導陰性⇨側壁
❺下方誘導（Ⅱ，Ⅲ，aVF）陽性⇨前壁

となります．
→p89 問題19，p127 問題28参照

模擬テスト 第2回 解答・解説

Q1

正解 ①心房期外収縮

RR間隔は不整ですが，先行するp波があり，基本調律は洞調律です．不整な部分に目を向けると，2拍目のT波は1拍目のT波と異なりやや尖って見え，ここにP'波が隠れています．したがって，正解は①心房期外収縮です．さらに，心房期外収縮の出現後にPQ間隔の延長を認めていますが，これはJump up現象とよばれ，心房興奮がfast pathwayからslow pathwayに乗り換えるときにみられる現象です．したがって，1度房室ブロックではありません．実際にこの症例は後に房室結節リエントリー性頻拍と診断されました．→p81 問題17，p111 問題24参照

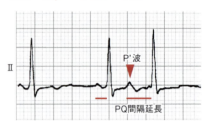

Q2

正解 ⑤非通常型心房粗動，右房起源

Ⅱ誘導を見ると，いくつもP波らしい波形がありわかりづらいです（この紛らわしさのことを，"TUP現象"とよぶことがあります．特にT波，U波，P波がいずれも同じように見える場合）．しかし，Ⅰ誘導で規則的な心房波を認めます．したがって，房室結節リエントリー性頻拍や心房細動は否定的です．典型的な鋸歯状波もありません．胸部誘導において，V₁誘導で陰性P'波，V₆誘導で陽性P'波であることから，右房起源の非通常型心房粗動の可能性が高いと診断されます．開心術という病歴も，心房切開線が不整脈の原因になっている様子を連想させます．→p125 問題27参照

Q3

正解 ②左房負荷　⑤非特異的心室内伝導障害

心電図の精読が必要な問題です．まずP波ですが，Ⅱ誘導で二相性かつ幅が広く，V₁誘導でP terminal forceも1マスを超えており，左房負荷所見を認めます．さらに，QRS波形も3マスを超えていますが，右脚ブロックとも左脚ブロックともいえない所見であり，非特異的心室内伝導障害と診断できます．→p21 問題2，p33 問題5参照

Q4

正解 ③中隔前壁

V₁誘導でQSパターンであり，C型WPW症候群（中隔副伝導路）です．aVF誘導でΔ波が陽性のため，前壁側と診断できます．
→p107 問題23参照

Q5 精読 ★★☆

正解 ⑤正常所見

Ⅰ誘導，V5〜6誘導でJ波を認めますが，早期再分極との鑑別が必要です．早期再分極は下壁または側壁誘導の2つ以上の誘導で，QRSとSTの接合部から0.1 mV（1 mm）以上の小さなJ波の増高をもって診断されますが，文献によっては0.2 mV以上とも定義されており，高ければ高いほど心イベントが高いことが報告されています．Ⅰ，aVL，下壁誘導でこの所見がみられると病的意義は高いとされています．本症例ではJ波は0.1 mV（1 mm）以下であり，早期再分極ではありません．
ちなみに，「早期再分極＋器質的心疾患のないVF/VT or 原因不明の心肺停止/心臓突然死」を満たす場合にはじめて「早期再分極症候群（ERS）」と診断します．この症例は無症状であるため，①は否定的です．
→ p141 問題31参照

表　早期再分極およびERSの診断基準

早期再分極の診断
12誘導心電図において，下壁誘導の2誘導以上または側壁誘導の2誘導以上，ないしはその両者に0.1 mV以上のJ点上昇を伴う，スラー型またはノッチ型の早期再分極パターンを認める場合
早期再分極症候群（ERS）の診断
以下の症例に早期再分極パターンを認める場合 ・器質的心異常を伴わないVF症例ないしは多形性VT症例 ・原因が明らかではない心肺蘇生症例ないしは心臓突然死症例

Q6 応用 ★☆☆

正解 ①通常型房室結節リエントリー性頻拍

V1，V2誘導で小さなr'波を認めており，これは通常型房室結節リエントリー性頻拍に特徴的な所見です．→ p111 問題24参照

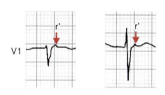

Q7 応用 ★☆☆

正解 ④右前壁

V1誘導でrSパターンであり，B型WPW症候群（右側副伝導路）です．aVF誘導で陽性であり，右前壁に副伝導路があると予想されます．
→ p107 問題23参照

Q8 Snap ★☆☆

正解 ②完全左脚ブロック

「V1誘導で深く広いS波」，「Ⅰ，V6誘導で幅広いR波」，「中隔性q波なし」と，いずれも完全左脚ブロックに矛盾しない所見です．→ p33 問題5参照

Q9 精読 ★★☆

正解 ④2度房室ブロック

一見すると洞性徐脈のように見えますが，T波のなかにP波が隠れています（V2誘導で判別しやすいです）．下図のようにPP間隔は一定であるため，心房期外収縮は否定的であり，洞調律＋"2：1房室ブロック"と診断できます．Wenckebach〜高度房室ブロックまではすべて2度房室ブロックに分類されており，正解は④となります．→ p103 問題22参照

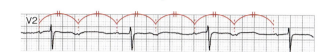

Q10 ★★☆

正解 ②洞房ブロック

P波もQRS波も欠落しており，かつその部位のPP間隔が1つ前のPP間隔のちょうど2倍になっています．したがって，正解は洞房ブロックです．
→ p99 問題21参照

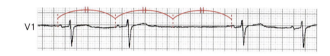

Q11 精読 ★★☆

正解 ③促進性心室固有調律

2枚目の心電図では，洞調律時とは異なるQRS波形があり，少なくとも刺激伝導系由来ではない心室の調律です．また，その後ろに逆行性P波（図▼）を認めます．徐脈のときに出現する調律波形は補充調律，それ以外のときは固有調律とよばれており，かつこのQRS波形から心室固有調律と診断されます．心室調律は通常，40回/分前後の非常に遅い心拍ですので，促進性心室固有調律が正解です．→ p99 問題21参照

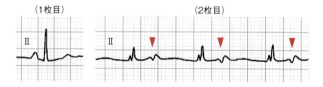

Q12 ★★☆

正解 ①心房細動

regular narrow QRS頻拍の停止時に洞停止をきたしており，その後接合部補充調律を認め，洞調律に復帰しています．なお，長い心停止を2回認めていますが，2回目の停止はsecondary pauseとよばれており，洞不全症候群をより強く示唆する所見です（この症例は3型，徐脈頻脈症候群になります）．心房期外収縮が2連発で出現（▼）し，頻拍停止のきっかけになっていることから頻拍は発作性上室性頻拍と考えられます．したがって，誤った選択肢は①心房細動になります．→p99 問題21，p111 問題24参照

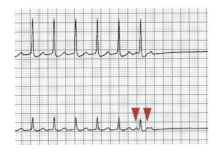

Q13 応用 ★★☆

正解 ④左室流出路心外膜側

下壁誘導が高い下方軸（QRS陽性）であり，aV$_L$・aV$_R$誘導でQSパターンのため，流出路起源です．心室期外収縮の移行帯がV$_3$であり，左室側と考えられます．QRS波の立ち上がりが緩やか（MDI > 0.5）で，心外膜側を考慮すべき心電図です．→p89 問題19参照

Q14 応用 ★★★

正解 ①心房期外収縮

一見すると，③非持続性心室頻拍を選びたくなりますが，洞調律時にわずかにΔ波を認めており，A型WPW症候群と診断されます．心房期外収縮の後にwide QRS波形となっていますが，これは，房室結節経由と副伝導路経由のうち，房室結節の伝導性が低下し，副伝導路メインで伝導するためにみられる現象で，manifestationとよばれています．したがって，正解は①心房期外収縮になります．

なお，心室期外収縮が3連発続くと「心室頻拍」となり，30秒以内に自然停止するものを「非持続性心室頻拍」，30秒以上持続するものを「持続性心室頻拍」と定義されています．→p107 問題23参照

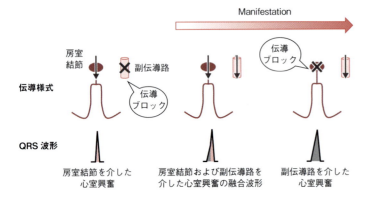

Q15 応用 ★★★

正解 ②稀有型房室結節リエントリー性頻拍

心室期外収縮を契機にregular narrow QRS頻拍が起きています．P波が先行しているので心房期外収縮のようにも見えますが，P波の間隔は変わっておらず，洞調律の興奮が心室に伝導する前に心室期外収縮が起きたものと考えられます．頻拍はlong RP'型であり，選択肢のなかでは②か③が迷うところですが，心房頻拍は回路が心房にあるため，心室期外収縮がtriggerとなることはきわめて稀です．

なお，不適切洞頻脈では興奮最早期部位は洞結節よりさらに上側になり，基本的にP波の極性は変わりません．→p111 問題24参照

Q16 応用 ★★☆

正解 ⑤僧帽弁

心室期外収縮の波形は胸部誘導すべてで陽性であり，この時点で左室基部（特に僧帽弁）であると予想できます．Ⅰ，aV$_L$誘導では陽性であり，QRS波幅も比較的narrowなので，僧帽弁中隔側の可能性が高いです．したがって正解は⑤になります．→p89 問題19参照

Q17 Snap ★★☆

正解 ②右冠動脈遠位部

下壁誘導では明らかにST上昇を認め，Ⅱ誘導よりもⅢ誘導の方がST上昇レベルが高く，右冠動脈が原因と考えられます．胸部誘導でもreciprocal changeを認めており，遠位部のため②が正解です．→p41 問題7参照

Q18 Snap ★★☆

正解 ②先天性QT延長症候群（LQT2）

QT延長の所見から④と⑤は否定的です．思春期以降の女性という患者像と，T波の形態が平坦ノッチ型であることから，①〜③のなかではLQT2の可能性が高いと判断します．実際には心電図だけで診断は難しく，確定診断には遺伝子検査が必要となります．→p135 問題29参照

Q19 Snap ★★☆

正解 ③内臓逆位

この心電図では，四肢誘導および胸部誘導のいずれも通常の心電図波形とは異なります．したがって，どちらかだけの電極つけ間違いでは説明できません．Ⅰ，aV$_L$誘導でP波，QRS波陰性であり，胸部誘導で徐々にQRS波高が減高していることから，残った選択肢のなかでは内臓逆位（右胸心）が最も可能性が高いと考えられます．→p171 問題39参照

Q20 Snap ★★☆

正解 ①心嚢液貯留

心電図で低電位所見を認め，特に胸部誘導では電気的交互脈（swinging heart）を認めます．呼吸器内科より紹介されており，肺癌・心膜転移による心嚢液貯留が連想されます．→p60 問題12参照

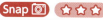

Q21
正解 ①低カリウム血症

QT延長を認めており，電解質異常のなかでは低カリウム血症・低カルシウム血症・低マグネシウム血症のどれかが原因と予想できます．このうち，陰性T波を呈しやすいのは低カリウム血症です（多くは陰性＋陽性の二相性T波をきたします）．反対に高カリウム血症ではT波の増高（テント状T波）をきたしやすいことも復習しておきましょう．
→p37 問題6，p157 問題35参照

Q22
正解 ④両心室

V₁誘導で単相性R波を認めることから左室，Ⅰ，aV_L誘導で陰性成分のQRS波を認めることから側壁側を捕捉しており，両心室ペーシングと考えられます．両心室ペーシングは，もともとのQRS波形（左脚ブロックが多い）やペーシング位置，右室ペーシングの有無などで波形が多様に変化するため，波形で一発診断は難しいのですが，心室期外収縮や心室頻拍の起源推定のときのように，「V₁で陽性＝左室側から興奮している」と理解することで正解までたどりつくことができます．→p89 問題19，p146 問題33参照

Q23
正解 ②右上肺静脈

心房期外収縮の起源推定も，心室頻拍のときと同様にV₁誘導に注目します．V₁誘導では陽性P'波であり左房起源が疑われます．次に，Ⅰ誘導で陽性であることから電気の流れは右から左側と推定され，右肺静脈起源と推定されます．なお，右肺静脈は上大静脈に隣接しており，洞結節近傍より上位，上大静脈起源でも似た波形になることがあります．しかし，選択肢のなかには上大静脈はありません．→p81 問題17参照

Q24
正解 ④左冠動脈回旋枝

目立ったST上昇は認めず，前胸部誘導にST低下を認めます．後壁梗塞（V₇～V₉のST上昇）の鏡面像として前胸部誘導のST低下が出現していると判断します．後壁梗塞となる主な冠動脈は左冠動脈回旋枝です．aV_R誘導のST上昇はなく，重症虚血（3枝病変 or 左冠動脈主幹部病変）は否定的です．→p51 問題9参照

Q25
正解 ③R波増高不良

V₁～V₃誘導においてR波の増高を認めず，R波増高不良（poor R progression）の所見を認めます．ただし，この所見は一般成人の5％にも認められる所見であり，これだけでは異常とはいえません．
なお，Ⅲ誘導が陰性であるため，左軸偏位を誤って選択してしまうかもしれません．しかし，QRS波の極性がⅠ誘導とⅡ誘導ともに陽性であれば，電気軸は必ず正常軸になります．→p14 問題1，p45 問題8参照

Q26
正解 ③左冠動脈前下行枝近位部

V₂～V₆誘導まで広範にST上昇を認め，前壁（＋側壁）梗塞の所見です．下壁誘導，特にⅢ誘導でST低下が出現しており，左冠動脈前下行枝の近位部病変の可能性が高いと考えられます．→p45 問題8参照

Q27
正解 ⑤右室負荷

V₁誘導のR波の増高が認められます．この場合，右脚ブロック・後壁梗塞・WPW症候群（A型）・右室負荷を鑑別します．この心電図では，V₁～V₄誘導で陰性T波，右軸偏位も認められ，いずれも右室負荷を示す所見です．
→p25 問題3参照

Q28
正解 ③左冠動脈前下行枝

前胸部誘導において2相性T波を認めます．症状がない＋最近狭心痛を自覚，という病歴もあわせて，Wellens症候群と診断できます．なお，Wellens症候群には，この心電図のように二相性になるA型と，深い陰性T波になるB型があり，いずれも左冠動脈前下行枝の近位部病変を強く示唆する所見です．→p45 問題8参照

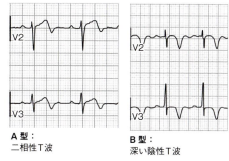

A型：二相性T波　　B型：深い陰性T波

LIFE IN THE FAST LANE（https://litfl.com/wellens-syndrome-ecg-library/）より引用

Q29
正解 ③心房頻拍

wide QRS頻拍ですが，QRS波と関連のあるP'波がみられており（V₁誘導のT波の中にP'が隠れています），心室頻拍や心房細動は否定的です．頻拍中に房室ブロックを起こしていることから，①心室頻拍や④房室リエントリー性頻拍は否定的です．一方で，房室結節リエントリー性頻拍，心房頻拍では，房室ブロックが起きても頻拍が持続しえます（房室結節リエントリー性頻拍では，fast pathwayとslow pathwayで形成される頻拍回路の上流に「upper common pathway（UCP）」，下流に「lower common pathway（LCP）」が存在することがあり，LCPがあれば頻拍中の房室ブロックが，UCPがあれば頻拍中の室房ブロックがみられることがあります）．また，通常型心房粗動であれば，V₁誘導で陽性，V₆誘導で陰性の心房波になるはずなので，⑤は正解から外れます．したがって選択肢のなかでは，正解は③になります．→p111 問題24参照

Q30
正解 ①心室頻拍

wide QRS頻拍の鑑別問題です．Ⅰ誘導でP波を認め，房室解離の所見です．心室頻拍に特異的な所見になります．→p127 問題28参照

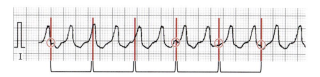

Q31
正解 ②心房細動

P波を認めず，RR不整であり，基本調律は心房細動です．wide QRS頻拍のように見える波形のなかにR波が隠れており（図の▼），ノイズと推測できます．→p177 問題41参照

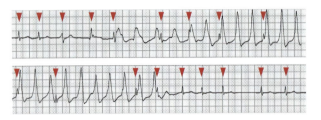

Q32
正解 ③両心房負荷，④左室負荷

V_1誘導のP波は高く，かつP terminal forceも1マス×1マスを超えており，右房負荷＋左房負荷を認めます．また，胸部誘導のS波も深く，Pegueroの基準を満たすため，左室負荷所見も認められます．
→p21 問題2，p25 問題3参照

Q33
正解 ③心室細動

心房細動調律，正常軸（Ⅰ誘導，Ⅱ誘導ともにQRSが陽性）であり，QT延長を認めます．QT延長に伴い多形性心室頻拍（Torsade de Pointes）を認めており，急変リスクの高い非常に危険な状態です．
なお，本症例はくり返す嘔吐による低カリウム血症をきたしていました．
→p135 問題29，p157 問題35参照

Q34
正解 ⑤房室リエントリー性頻拍（右側副伝導路）

regular narrow QRS頻拍であり，RP'間隔は100 ms（2.5マス）を超えているため，房室リエントリー性頻拍と考えられます．逆行性心房興奮は副伝導路を介しているため，P'波の形態で，ある程度，副伝導路の位置まで予測できることがあります．この心電図では，V_1誘導で明らかに陰性であるため心房が右房から左房へ向かって興奮しており，右房に副伝導路があることが予測できます．→p111 問題24参照

Q35
正解 ⑤房室リエントリー性頻拍

regular narrow QRS頻拍，かつ陰性P'波を下壁誘導に認めます．short RP'かつRP'間隔＞100 msであり，房室リエントリー性頻拍と考えられます．→p111 問題24参照

Q36
正解 ⑤左脚領域

V_1誘導において特徴的な右脚ブロック（qR）を呈しており，左脚領域ペーシングと考えられます．左脚領域は刺激伝導系ペーシングとよばれるものの1つで，右脚ブロック様の波形を呈しており，左室同期不全の治療としても用いられています．→p146 問題33参照

Q37
正解 ②Wenckebach型2度房室ブロック

一見すると，P波とQRS波が解離しているように見えますが，QRS波が不整であることから，P波と関連づいていることがわかります．PQ間隔は一拍ごとに延長しておりWenckebach型2度房室ブロックとなります．
→p103 問題22参照

Q38
正解 ①心アミロイドーシス

高血圧の既往があるため，左室肥大所見がありそうですが，10年の経過でむしろ低電位となっています．伝導障害（1度房室ブロック，左脚前枝ブロック）が進行していることもあわせて，心アミロイドーシスを疑う所見です．アミロイドーシスはしばしば脊柱管狭窄症や手根管症候群を合併します．両下肢の痺れは脊柱管狭窄症が原因かもしれません．
→p67 問題14参照

Q39
正解 ⑤完全房室ブロック

心房期外収縮が頻発しておりP波は不整ですが，QRS波は相関せず整であり，解離しています．完全房室ブロックと診断できます．
→p103 問題22参照

Q40
正解 ③Brugada症候群

V_1誘導でcoved型ST上昇および陰性T波を認め，典型的なBrugada症候群の心電図です．→p143 問題32参照

Q41
正解 ④房室リエントリー性頻拍（右側副伝導路）

最初は右脚ブロック波形ですが，後半はそれが消失しnarrow QRSになっています．このとき，RR間隔（頻拍周期）が32 ms短縮しています．これは右脚の伝導が回復することで，回り道をしなくなったことを示しており，これをCoumel現象といいます．脚ブロックと同じ方向に副伝導路があることを示す所見です．したがって，右側副伝導路となります．
→p111 問題24参照

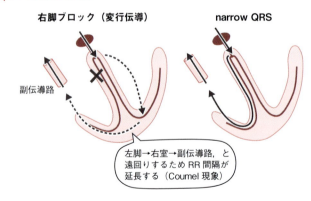

Q42 応用 ★★★
正解 ①洞不全症候群，④心室ペーシング（右室中隔）

ペーシング波形は左脚ブロックパターンを呈しており，V₅～V₆誘導でQSパターンではないため，右室中隔が心室ペーシング部位と考えられます．さらにV₁誘導を見てみると，小さなP波が隠れており（図の▼），心室ペーシングにより逆行性に心房が興奮していることがわかります．心房細動や心房静止では心房をペーシングしても無効刺激（心筋を捕捉できない）のため，②③は除外されるので，残った①の選択肢が正解です．
→p146 問題33参照

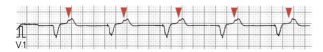

Q43 Snap ★★
正解 ②心室頻拍，左脚後枝起源

右脚ブロック，北西軸のwide QRS頻拍であり，左室の左脚後枝起源の特発性心室頻拍（ILVT）の可能性が高いと考えられます．ILVTはしばしば他の心室頻拍と比較して，QRS幅はnarrowに見えることが多いとされています．→p95 問題20参照

Q44 Snap ★
正解 ③高カリウム血症

徐脈，T波増高，P波消失，QRS幅の軽度延長を呈しており，典型的な高カリウム血症の心電図です．→p157 問題35参照

Q45 精読 ★★★
正解 ①異所性心房調律

5拍目は洞調律（とはいっても両房負荷を認め，右房・左房の高度な線維化が示唆されます）であり，4拍目までの心電図所見について問われています．P'波の後にすぐQRS波が出現していますが，QRS波の形態自体は洞調律時のものと同じであり，かつP'-QRS間隔に変化がないことから，異所性心房調律と考えられます．→p103 問題22参照

Q46 精読 ★★★
正解 ①洞調律，⑤QT延長

P波に対してQRS波が2：1伝導しており，波形診断は2：1房室ブロック（2度房室ブロック）です．注意したいのは，QT延長を探すとき，単純に「RR間の1/2を超える」と覚えていると見逃してしまいます．1：1伝導しているときにQRS波を付け加えた心電図を以下に示します．QTが延長しているか一目瞭然です．→p14 問題1，p103 問題22参照

もし1：1伝導していたら…

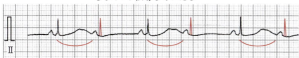

Q47 応用 ★★
正解 ③心筋梗塞（側壁）

Ⅰ，aV_L誘導とV₂誘導でのみST上昇，V₃誘導でST低下を認めます．12誘導心電図を，6×2から3×4の配置に並べ直し，心電図所見がある誘導をピックアップするとまるで南アフリカ共和国の国旗に見えることから，South African Flag signとよばれています．左室側壁（特に高位側壁枝）の梗塞を示す所見です．もちろんこのsignを知らなくても，Ⅰ，aV_L誘導が左室側壁方向であることを知っていれば，自ずと正解にたどりつくと思います．
→p45 問題8参照

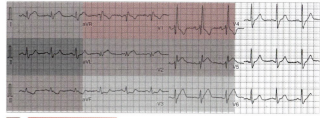

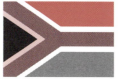

Q48 Snap ★★
正解 ③非通常型心房粗動

規則的な粗動波がみられており，心房粗動と判断します．典型的な鋸歯状波ではないため，選択肢のなかでは③非通常型心房粗動が正解です．
→p125 問題27参照

Q49 Snap ★★★
正解 ③左冠動脈主幹部

aV_R誘導にのみST上昇を認め，そのほか広範な誘導でST低下を認めています．左冠動脈主幹部病変または多枝冠動脈病変の2つが鑑別にあがります．したがって，選択肢のなかでは③が正解になります．胸部誘導で典型的なde Winterパターンを示しています．→p45 問題8，p55 問題10参照

Q50 Snap ★★
正解 ④発作性房室ブロック

心室期外収縮を契機に房室伝導障害を呈しており，発作性房室ブロックの所見を認めます．完全房室ブロックであれば，RR間隔も再現性をもって整となるため，⑤よりも④の方が望ましい解答と考えます．
→p103 問題22参照

問題対応一覧 〈第1章の項目と関連する模擬問題〉

問題 1. 心電図の基本
→ 第1回 Q3, 25, 38　第2回 Q25, 46

問題 2. P波
→ 第1回 Q26, 28, 38, 49　第2回 Q3, 32

問題 3. QRS波（左室肥大・右室肥大）
→ 第1回 Q38, 47, 49　第2回 Q27, 32

問題 4. QRS波（右脚ブロック・2枝ブロック・3枝ブロック）
→ 第1回 Q36, 38　第2回 ―

問題 5. QRS波（左脚ブロック）
→ 第1回 Q5, 38　第2回 Q3, 8

問題 6. T波
→ 第1回 ―　第2回 Q21

問題 7. 虚血性心疾患（下壁）
→ 第1回 Q11, 12, 13　第2回 Q17

問題 8. 虚血性心疾患（前壁）
→ 第1回 Q10, 38　第2回 Q25, 26, 28, 47, 49

問題 9. 虚血性心疾患（後壁）
→ 第1回 ―　第2回 Q24

問題 10. 虚血性心疾患（重症）
→ 第1回 ―　第2回 Q49

問題 11. 心膜炎・心筋炎
→ 第1回 Q8　第2回 ―

問題 12. 心嚢液
→ 第1回 ―　第2回 Q20

問題 13. 肥大型心筋症
→ 第1回 Q34　第2回 ―

問題 14. 二次性心筋症（心アミロイドーシス）／心サルコイドーシス, 心Fabry病
→ 第1回 ―　第2回 Q38

問題 15. たこつぼ心筋症
→ 第1回 Q9　第2回 ―

問題 16. 肺塞栓症
→ 第1回 Q22, 47　第2回 ―

問題 17. 心房期外収縮
→ 第1回 Q4, 9, 26, 28, 44, 48,　第2回 Q1, 23

問題 18. 流出路起源心室期外収縮
→ 第1回 Q6, 33, 35　第2回 ―

問題 19. 心室期外収縮（流出路起源以外）・心室頻拍
→ 第1回 Q35, 41, 43, 50　第2回 Q13, 16, 22

問題 20. 左室起源特発性心室頻拍（ILVT）
→ 第1回 ―　第2回 Q43

問題 21. 洞不全症候群
→ 第1回 Q20, 21　第2回 Q10, 11, 12

問題 22. 房室ブロック
→ 第1回 Q3, 7, 37　第2回 Q9, 37, 39, 45, 46, 50

問題 23. WPW症候群
→ 第1回 Q15, 16　第2回 Q4, 7, 14

問題 24. narrow QRS頻拍
→ 第1回 Q1, 17　第2回 Q1, 6, 12, 15, 29, 34, 35, 41

問題 25. 心房細動
→ 第1回 Q5, 31, 40, 45　第2回 ―

問題 26. 通常型心房粗動
→ 第1回 Q2, 7, 14　第2回 ―

問題 27. 非通常型心房粗動
→ 第1回 Q14, 30　第2回 Q2, 48

問題 28. wide QRS頻拍
→ 第1回 Q19, 39, 43, 50　第2回 Q30

問題 29. QT延長症候群／QT短縮症候群
→ 第1回 ―　第2回 Q18, 33

問題 31. 早期再分極症候群
→ 第1回 Q42　第2回 Q5

問題 32. Brugada症候群
→ 第1回 ―　第2回 Q40

問題 33. ペーシング波形
→ 第1回 Q18, 29, 40, 46　第2回 Q22, 36, 42

問題 34. ペースメーカ設定
→ 第1回 Q18, 29　第2回 ―

問題 35. 電解質異常
→ 第1回 Q23, 24　第2回 Q21, 33, 44

問題 36. 小児心電図
→ 第1回 Q32　第2回 ―

問題 39. 右胸心（内臓逆位）
→ 第1回 ―　第2回 Q19

問題 41. ノイズ
→ 第1回 Q27, 31　第2回 Q31